Intermittierendes Fasten Rezepte

Die besten Fastenrezepten, Rezepte unter 400 Kalorien damit Sie beim Intervallfasten erfolgreich sind und Ihre Ziele erreichen

Anna Heinz

© 2021 Anna Heinz

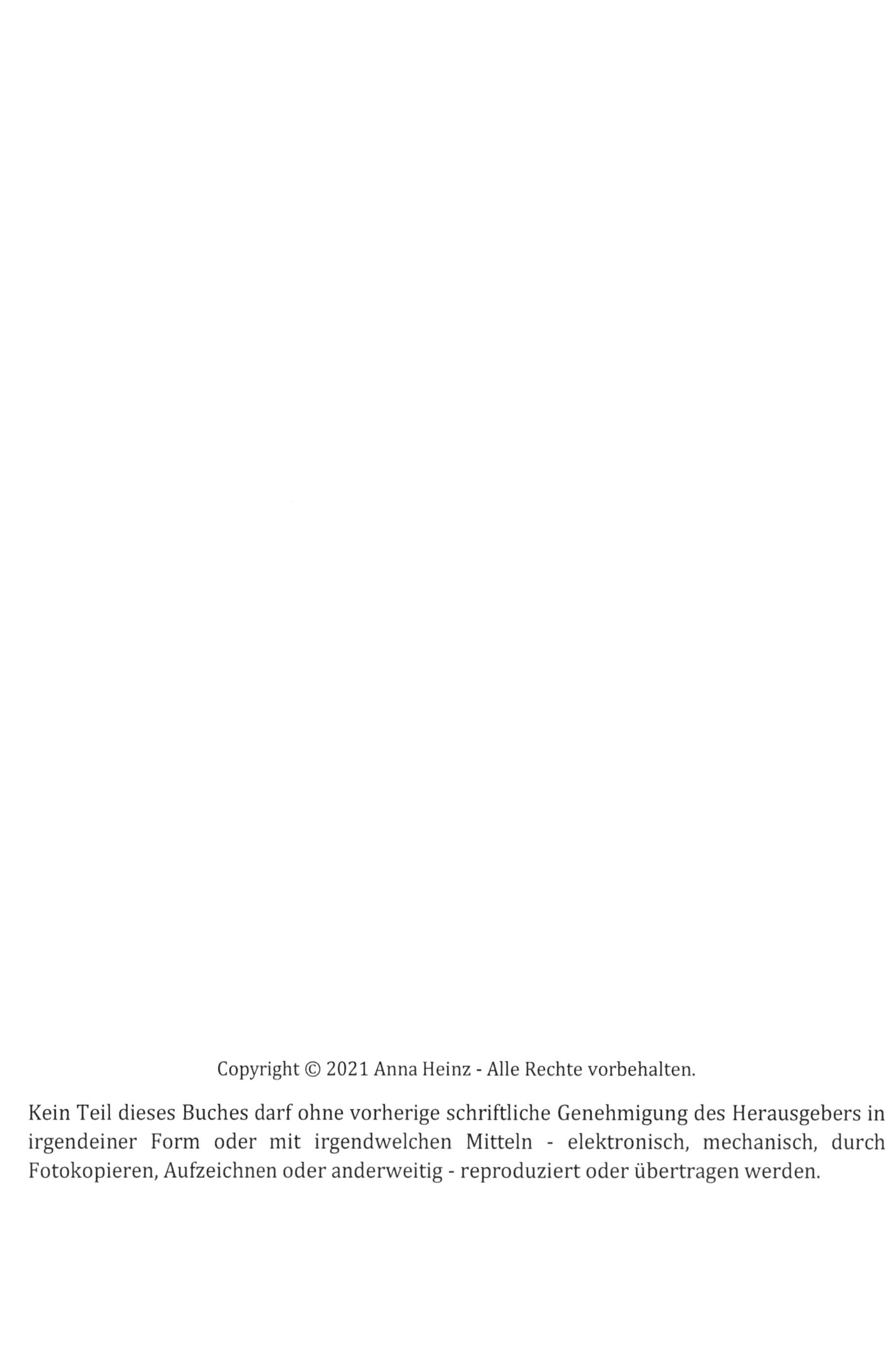

INHALT

Pfannkuchen mit Zimt --- 6

Schokoladenpudding --- 8

Kohlenhydratarmes Brot --- 10

Sesambrötchen --- 11

Hühnerbrühe --- 12

Grüne Bohnen mit Thymian --- 13

Blumenkohlpüree mit Parmesan --- 14

Rosenkohl mit Speck --- 15

Avocado-Lachs-Toast --- 16

Brokkoli Quiche --- 17

Gebackene Eier mit Tomaten --- 18

Pilz-Omelette --- 20

Lachssalat --- 21

Salat mit gegrilltem Gemüse --- 22

Caesar Salad mit Hähnchen --- 24

Salat mit Ziegenkäse --- 26

Roastbeef-Salat --- 27

Rindersteak-Salat --- 28

Gebratenes Huhn mit Kräutern --- 30

Würziges Auberginen-Huhn --- 32

Gemüsecurry --- 33

Blumenkohlreis mit Garnelen --- 34

Garnelen im Schinkenmantel --- 36

Lachsfilet mit Spinat --- 37

Griechische Frikadellen --- 38

Cremiges toskanisches Rindfleisch --- 40

Cremige Pilzsuppe --- 42

Radieschen und Okra Suppe --- 43

Cremige Steckrübensuppe --- 44

Rosenkohlsuppe --- 46

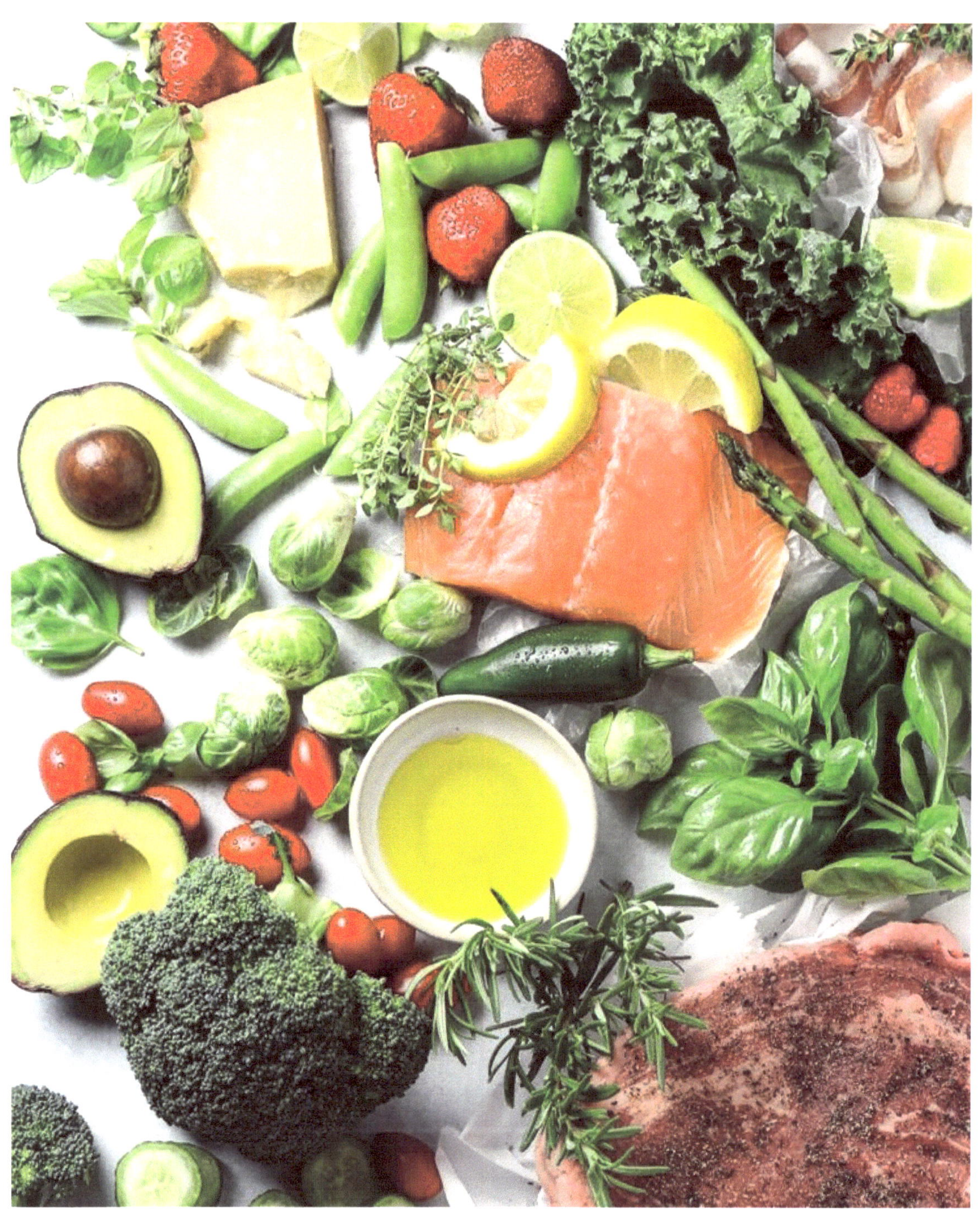

Warum brauche ich ein Rezeptbuch zum intermittierenden Fasten, um zu wissen, was ich während der Fastenzeit essen soll? Es ist eine berechtigte Frage. Schließlich geht es beim Fasten darum, nicht zu essen, warum also kochen?

Nicht zu essen ist nur ein Teil des Puzzles, Fasten muss mit einer ausreichenden Aufnahme von nährstoffreichen Lebensmitteln ausgeglichen werden.

Wenn Sie sich fragen, welche Art von Lebensmitteln von nun an die Hauptstütze in Ihrer Küche sein sollte, ist es einfach: natürliche Lebensmittel. Obst und Gemüse (roh, gekocht, gedünstet, gedämpft, Smoothie, Saft...), Proteine (Fleisch, Fisch, Eier...), Milchprodukte (Joghurt, Käse...), komplexe Kohlenhydrate (schwarzer Reis, Hafer...), ungesättigte Fette (öliger Fisch, Nüsse, Avocado, Mandeln...).

Mit dieser guten Basis werden Sie in der Lage sein, schöne Gourmetgerichte zu kreieren, die Ihren Alltag ausgleichen. In diesem Rezeptbuch führe ich Sie zu den leckersten und appetitlichsten Gerichten. Die richtige Balance der Nährstoffe ist wichtig. Daher sind diese Rezepte ausgewogen und garantieren eine gesunde Ernährung.

Die Rezepte in diesem außergewöhnlichen Buch sind nahrhaft und kohlenhydratarm. Sie helfen, den Heißhunger zu kontrollieren und die Fettspeicherung zu minimieren, wodurch das Fasten effektiver und angenehmer wird.

Worauf warten Sie noch? Es ist Zeit, mit mir an Ihrer Seite in den Autobus nach Flavor Town zu steigen. Was werden Sie zuerst vorbereiten? Lassen Sie uns gemeinsam diese Rezepte durchgehen und die Mahlzeit des Tages auswählen.

Pfannkuchen mit Zimt

Kochzeit: **20 Minuten**
Ausbeute: **6 Pfannkuchen**

Zutaten

- ⅔ Tasse blanchiertes Mandelmehl
- 1 Esslöffel Stevia
- 1 Teelöffel Backpulver
- ½ Teelöffel gemahlener Zimt
- 2 große Eier
- 56 g Frischkäse, erweicht
- 2 Teelöffel Vanilleextrakt
- Salz, nach Geschmack
- Butter und Blaubeeren, zum Servieren

Zubereitung

Geben Sie Mandelmehl, Stevia, Backpulver, Zimt, Eier, Käse, Vanille und Salz in die Schüssel einer Küchenmaschine. Mixen Sie, bis alles glatt ist. Lassen Sie die Mischung 5 Minuten lang stehen, damit sie leicht eindickt.

Erhitzen Sie eine leicht gefettete Antihaft-Pfanne bei mittlerer Hitze. Geben Sie für jeden Pfannkuchen 3 Esslöffel Teig in die Pfanne, so dass 6 Pfannkuchen entstehen. Kochen Sie für 2 Minuten oder bis Blasen an der Oberfläche erscheinen. Drehen Sie die Pfannkuchen vorsichtig um. Kochen Sie für 1 Minute oder bis die Pfannkuchen goldbraun sind.

Servieren Sie die Pfannkuchen sofort mit Butter und Blaubeeren.

Konturieren Sie den Ahornsirup, indem Sie eine Tasse gefrorener Blaubeeren in der Mikrowelle für etwa 90 Sekunden auftauen. Wenn die Säfte warm werden, bilden sie einen Sirup, den Sie darüber träufeln können.

Nährwerte pro Portion (3 Pfannkuchen ohne Serviceoptionen)

384 *cal;* **34 g** *Fett;* **16 g** *Kohlenhydrate;* **3 g** *Ballaststoffe;* **15 g** *Eiweiß*

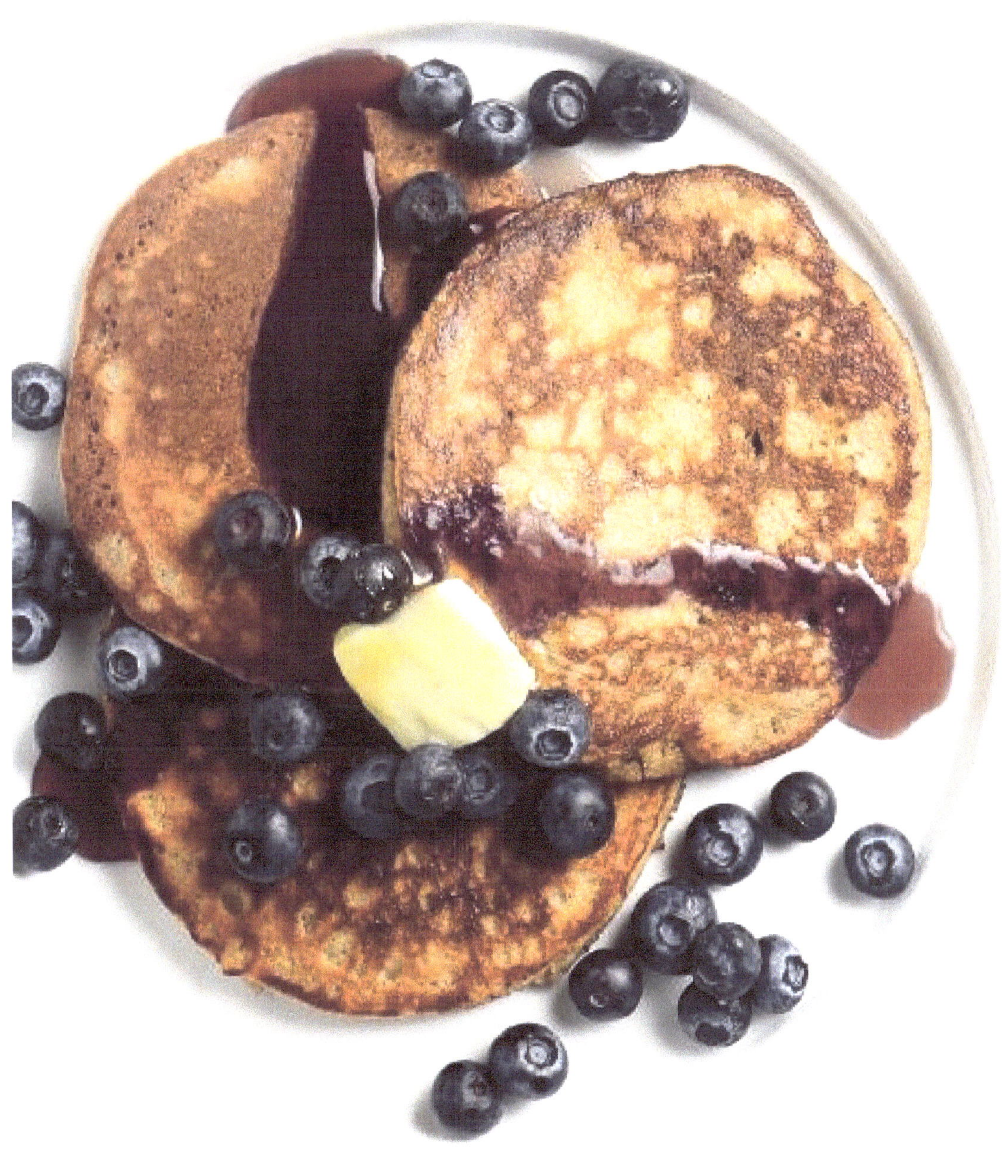

Schokoladenpudding

Kochzeit: -
Ausbeute: **2 Portionen**

Zutaten

- ¼ Tasse ungesüßte Kokosnussflocken
- 3 Esslöffel Chiasamen
- 3 Esslöffel plus 1 Teelöffel Hanfsamen
- 1 Esslöffel Kakaopulver
- 1 Esslöffel Stevia
- Salz, nach Geschmack
- 1 Tasse (250 ml) Kokosnussmilch, gekühlt
- 2 Esslöffel Eiswasser
- 1 Tasse geschnittene Erdbeeren
- 1 Mandarine, geviertelt
- 1 Esslöffel Kakao-Nuggets
- Kokosnussflocken und verschiedene Beeren, zum Servieren

Zubereitung

Vermengen Sie in einer kleinen Schüssel Kokosnuss, Chiasamen, 3 Esslöffel Hanfsamen, Kakaopulver, Stevia und Salz.

Fügen Sie gekühlte Kokosnussmilch, Eiswasser, Erdbeerscheiben und Mandarinenspalten hinzu. Umrühren, um gut zu mischen. Vor dem Servieren 5 Minuten stehen lassen.

Verteilen Sie den Hafer auf Servierschalen. Mit dem restlichen Teelöffel Hanfsamen und Kakao-Nuggets bestreuen. Mit extra Kokosnuss und Beeren belegen.

Dieses Rezept ist in einem luftdichten Behälter im Kühlschrank 4 Tage lang haltbar; fügen Sie Kokosmilch oder Wasser hinzu, wenn die Haferflocken zu sehr eingedickt sind.

Nährwerte pro Portion (ohne die Serviceoptionen)

***399** cal; **33 g** Fett; **19 g** Kohlenhydrate; **8 g** Ballaststoffe; **11 g** Eiweiß*

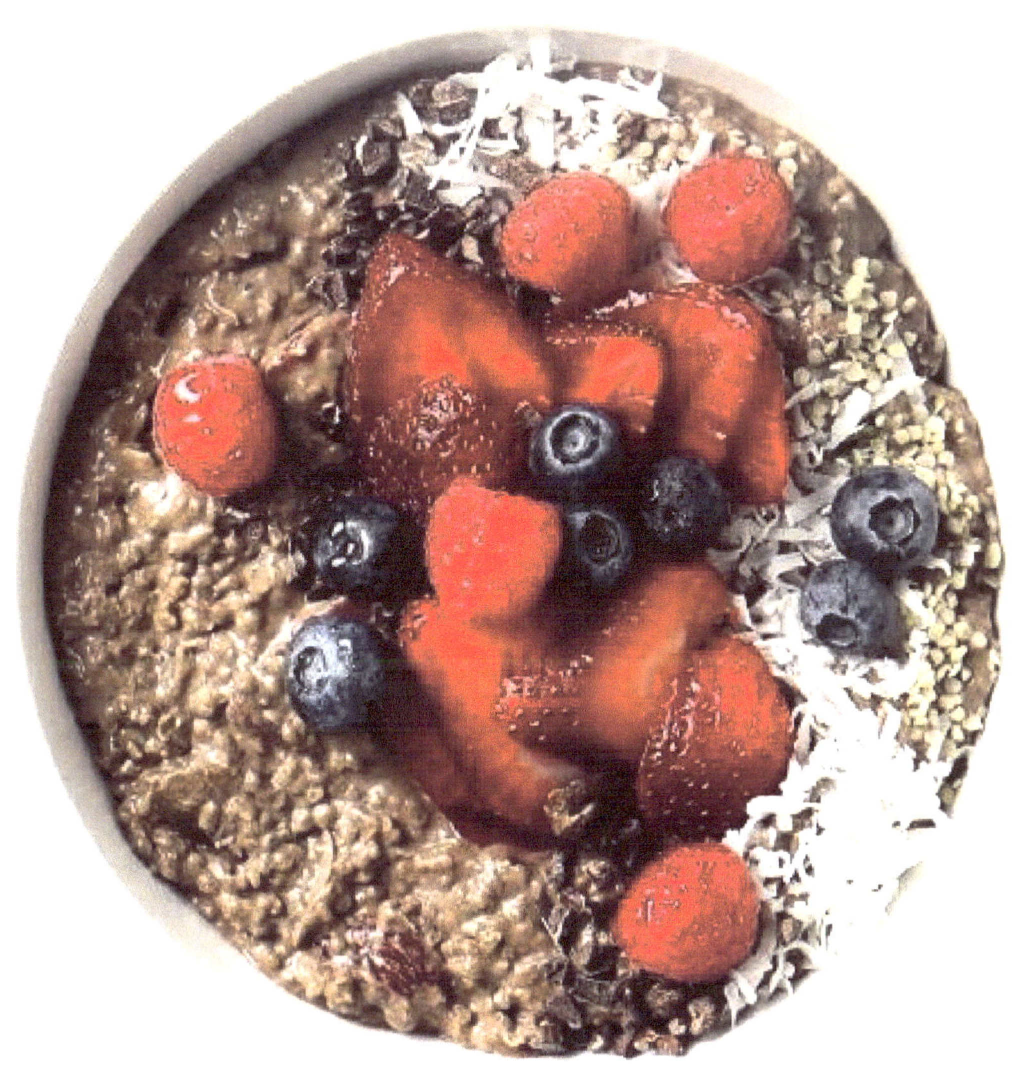

Kohlenhydratarmes Brot

Kochzeit: **60 Minuten**
Ausbeute: **1 Brot**

Zutaten

- 12 Eier
- ½ Tasse Avocado Öl
- 2 Esslöffel Apfelessig
- 1¼ Tasse gebleichtes Mandelmehl
- ½ Tasse Kokosnussmehl
- 6 Esslöffel ganze Flohsamenschalen
- 1 Esslöffel Backpulver
- ½ Teelöffel Salz

Zubereitung

Heizen Sie den Ofen auf 150 °C vor. Fetten Sie eine 23 x 13 x 8 cm große Laib Form ein und legen Sie sie mit Backpapier aus. Erhöhen Sie das Papier an den Längsseiten der Form, um das Herausnehmen des gebackenen Brotes zu erleichtern.

Verquirlen Sie die Eier in einer mittelgroßen Schüssel, bis sie gut vermischt sind. Fügen Sie das Öl und den Essig hinzu. Rühren Sie, bis alles gut vermischt ist.

Verquirlen Sie in einer großen Schüssel das Mandelmehl, Kokosmehl, Flohsamen, Backpulver und Salz miteinander.

Geben Sie die Eimischung zur Mehlmischung und rühren Sie, bis alles gut vermischt ist. Gießen Sie die Mischung in die vorbereitete Form. 1 Stunde lang backen oder bis ein in die Mitte des Brotes gesteckter Spieß sauber herauskommt. Lassen Sie das Brot 10 Minuten lang in der Form ruhen, bevor Sie es zum Abkühlen auf ein Gitterrost stürzen.

Lassen Sie das Brot vollständig abkühlen, bevor Sie es in 18 Scheiben schneiden. Lagern Sie die Brotscheiben in Folie oder Plastikfolie im Kühlschrank bis zu 5 Tage oder im Gefrierschrank bis zu 2 Monate.

Nährwerte pro 1 Scheibe

*167 cal; **13 g** Fett; **7 g** Kohlenhydrate; **4 g** Ballaststoffe; **6 g** Eiweiß*

Sesambrötchen

Kochzeit: **50 Minuten**
Ausbeute: **8 Brötchen**

Zutaten

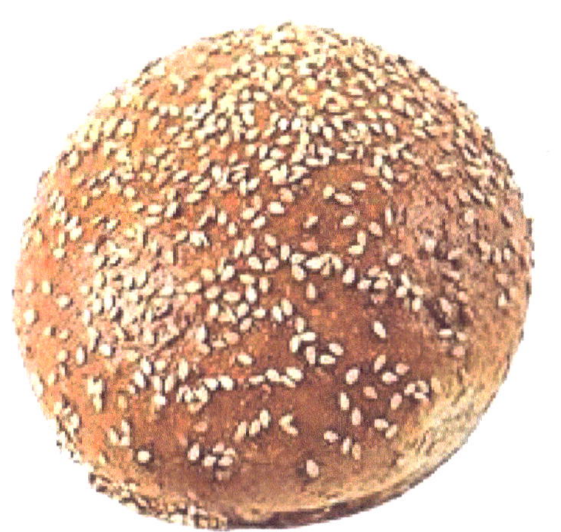

- 3 Tassen blanchiertes Mandelmehl
- ½ Tasse ganze Flohsamenschalen
- 1 Esslöffel Kokosnussmehl
- 2 Teelöffel Backpulver
- 1 Teelöffel Backhefe
- 1 Teelöffel Stevia
- ½ Teelöffel Salz
- 1½ Tasse kochendes Wasser
- 3 Esslöffel Apfelessig
- 6 große Eiweiße, leicht angeschlagen
- 1 Eigelb, leicht verquirlt
- 1 Teelöffel Sesamsamen

Zubereitung

Heizen Sie den Backofen auf 190 °C vor. Legen Sie ein Backblech mit Backpapier aus.

Mischen Sie in einer großen Schüssel Mandelmehl, Flohsamen, Kokosmehl, Natron, Backpulver, Stevia und Salz. Verquirlen, bis alles gut vermischt ist.

Vermengen Sie in einem hitzebeständigen Messbecher kochendes Wasser und Essig. Fügen Sie der Mandelmehlmischung den Eischnee hinzu und rühren Sie, um zu kombinieren. (Die Mischung wird schäumen.) Rühren Sie die Mischung weiter, bis sich ein weicher Teig bildet. Bedecken Sie ihn und lassen Sie ihn 2 Minuten lang stehen oder bis den Teig kühl genug ist, um ihn zu verarbeiten.

Teilen Sie den Teig in 8 gleich große Stücke von je ca. 110 g. Rollen Sie jedes Stück zu einer Kugel. Legen Sie sie auf das vorbereitete Backblech. Glätten Sie mit der Hand die Oberseite jeder Kugel leicht.

Bestreichen Sie die Oberseiten mit Eigelb und bestreuen Sie sie mit Sesam. 50 Minuten backen oder bis sie goldbraun sind. Legen Sie das Backblech zum Abkühlen auf ein Gitter. Lassen Sie die Brötchen vor dem Schneiden vollständig abkühlen. In einem luftdichten Behälter im Kühlschrank bis zu 5 Tage oder in einem Gefrierbeutel im Gefrierfach bis zu 2 Monate aufbewahren.

Nährwerte pro 1 Brötchen

312 cal; 21 g Fett; 23 g Kohlenhydrate; 16 g Ballaststoffe; 12 g Eiweiß

Hühnerbrühe

Kochzeit: **3 Stunden**
Ausbeute: **12 Tassen**

Zutaten

- 1,3 kg Hähnchenkeulen und -schenkel mit Knochen und Haut
- 2 große gelbe Zwiebeln, grob gewürfelt
- 4 große Möhren, mit Schale, gehackt
- 4 Stangen Staudensellerie, zerkleinert
- 3 Lorbeerblätter
- 1 Esslöffel ganze schwarze Pfefferkörner
- 2 Esslöffel Salz
- 16 Tassen Wasser

Zubereitung

In einem großen Topf Huhn, Zwiebeln, Karotten, Sellerie, Lorbeerblätter, Pfefferkörner und Salz vermengen. Fügen Sie das Wasser hinzu. Decken Sie die Pfanne teilweise ab und bringen Sie sie bei starker Hitze zum Kochen. Reduzieren Sie die Hitze auf mittel-niedrig. Für eine leichtere Brühe 3 Stunden oder länger für eine reichhaltigere Knochenbrühe zugedeckt köcheln lassen.

Lassen Sie die Brühe etwas abkühlen, bevor Sie sie durch ein feinmaschiges Sieb in eine große hitzebeständige Schüssel sieben. Feststoffe verwerfen. Decken Sie die Brühe mit Plastikfolie ab und stellen Sie sie 8 Stunden oder über Nacht in den Kühlschrank.

Kratzen Sie das erstarrte Fett von der Oberseite der Brühe ab und entsorgen Sie es. Lagern Sie die Brühe in einem luftdichten Behälter im Kühlschrank bis zu 5 Tage oder frieren Sie sie in beschrifteten, proportionierten, luftdichten Behältern bis zu 3 Monate ein.

Nährwerte pro 1 Tasse

*12 cal; **1 g** Fett; **1 g** Kohlenhydrate; **0 g** Ballaststoffe; **1 g** Eiweiß*

Grüne Bohnen mit Thymian

Kochzeit: **6 Minuten**
Ausbeute: **4 Portionen**

Zutaten

- 450 g grüne Bohnen
- 1 Esslöffel Butter
- 1 gehackte Knoblauchzehe
- 1 Teelöffel gehackter Thymian
- 2 Esslöffel gehobelte Mandeln, geröstet
- 1 Prise rote Paprikaflocken
- Salz, nach Geschmack

Zubereitung

Kochen oder dämpfen Sie die Bohnen in einem großen Topf für 3 bis 4 Minuten, bis sie hellgrün und knusprig-zart sind. Lassen Sie die grünen Bohnen in einem Sieb abtropfen und stellen Sie sie beiseite.

Im gleichen Topf die Butter schmelzen, den Knoblauch hinzugeben und 30 Sekunden lang oder bis zum Duften kochen.

Fügen Sie die grünen Bohnen, Thymian, Mandeln, roten Pfeffer und Salz hinzu. Rühren Sie, bis alles gut vermischt ist. Geben Sie die Mischung auf eine Servierplatte. Mit extra Thymian garnieren und sofort servieren.

Nährwerte pro Portion

*59 cal; **4 g** Fett; **6 g** Kohlenhydrate; **2 g** Ballaststoffe; **2 g** Eiweiß*

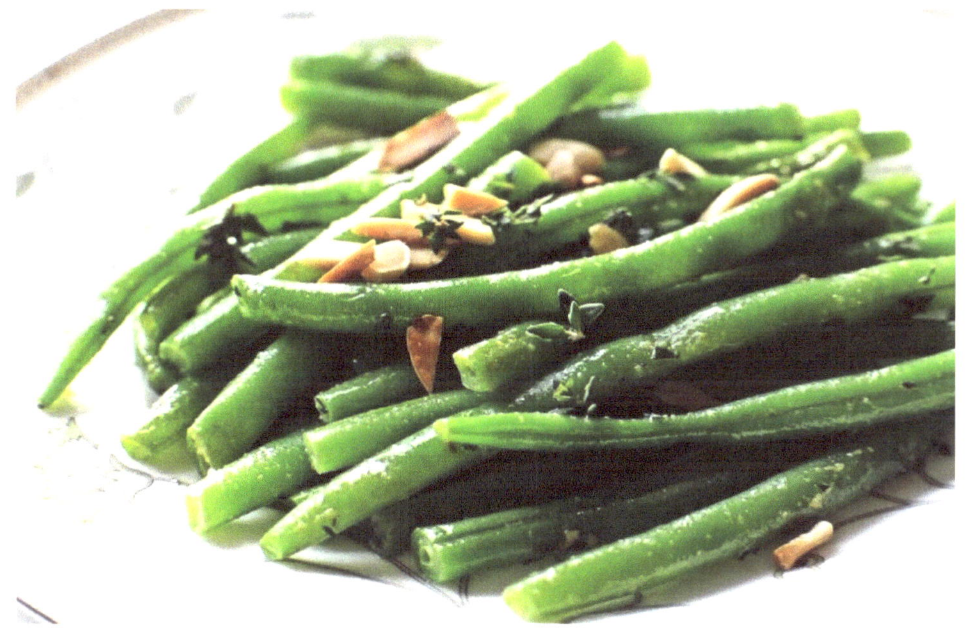

Blumenkohlpüree mit Parmesan

Kochzeit: **12 Minuten**
Ausbeute: **3 Tassen**

Zutaten

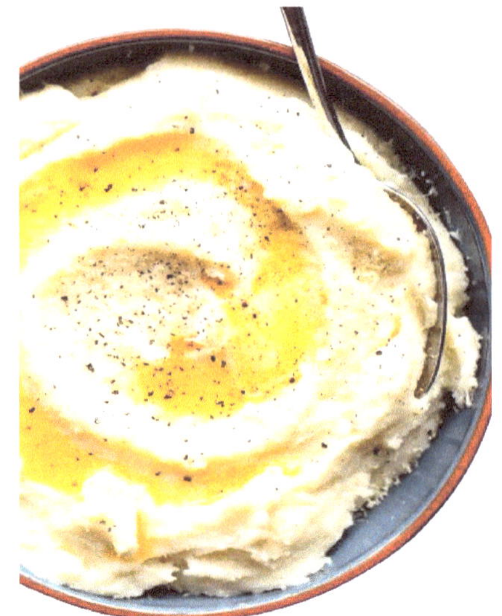

- 1 ganzer Blumenkohlkopf (ca. 800 g), in Röschen geschnitten
- 1½ Tasse Hühnerbrühe
- ½ Tasse (15 g) fein geriebener frischer Parmesankäse
- 2 Esslöffel Butter
- 2 Esslöffel saure Sahne
- 1 Prise gemahlene Muskatnuss
- Salz und weißer Pfeffer nach Geschmack

Zubereitung

Geben Sie den Blumenkohl und die Brühe in einen großen Kochtopf. Abdecken und zum Kochen bringen. Reduzieren Sie die Hitze auf mittlere Stufe. Zugedeckt 12 Minuten kochen, dabei einmal umrühren, bis der Blumenkohl weich ist. Abfluss.

Pürieren Sie Blumenkohl, Parmesan, Butter, saure Sahne, Muskatnuss, Salz und Pfeffer in einer Küchenmaschine, bis alles glatt ist (Sie können auch einen Stabmixer direkt in die Schüssel geben).

Geben Sie das Kartoffelpüree in eine Servierschüssel. Fügen Sie einen Löffel Butter hinzu, falls gewünscht. Das Püree mit Parmesan und Muskatnuss bestreuen und sofort servieren.

Nährwerte pro 1 Tasse

*294 cal; **21 g** Fett; **15 g** Kohlenhydrate; **6 g** Ballaststoffe; **15 g** Eiweiß*

Rosenkohl mit Speck

Kochzeit: **20 Minuten**
Ausbeute: **4 Portionen**

Zutaten

- 450 g Rosenkohl, halbiert
- 1 Esslöffel Avocado Öl
- 1 Esslöffel geschmolzene Butter
- ½ Teelöffel Knoblauchpulver
- 1 Esslöffel Dijon-Senf
- ½ Teelöffel gehackter Rosmarin
- ½ Teelöffel Salz
- 2 Scheiben gekochter Speck, gewürfelt

Zubereitung

Heizen Sie den Backofen auf 200 °C vor. Legen Sie ein Backblech mit Backpapier aus.

Mischen Sie in einer großen Schüssel den Rosenkohl, Öl, Butter, Knoblauchpulver, Senf, Rosmarin, Salz und Speck. Ordnen Sie sie auf dem Backblech in einer einzigen Schicht an, wobei die Schnittseite des Rosenkohls nach unten zeigt. 15 bis 20 Minuten braten oder bis sie gar und knusprig sind. Sofort servieren.

Nährwerte pro Portion

153 cal; **11 g** Fett; **10 g** Kohlenhydrate; **4 g** Ballaststoffe; **5 g** Eiweiß

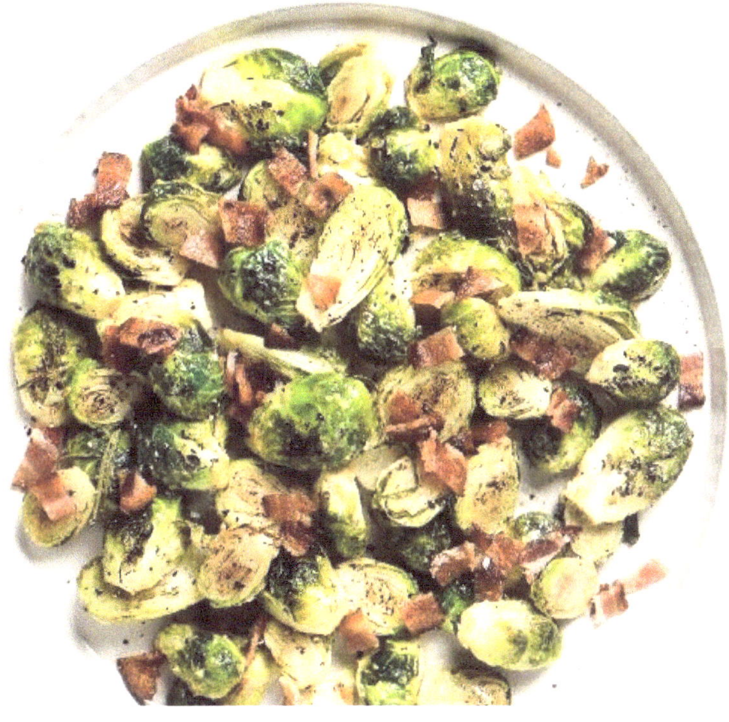

Avocado-Lachs-Toast

Kochzeit: **5 Minuten**
Ausbeute: **2 Portionen**

Zutaten

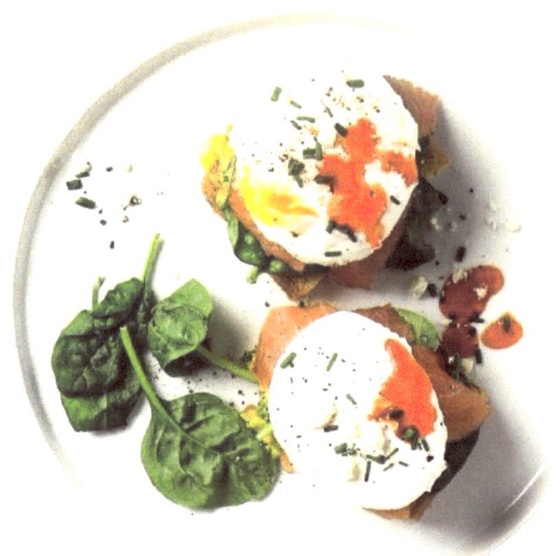

- ½ Avocado, in Scheiben geschnitten
- 1 Esslöffel frischer Zitronensaft
- 2 Teelöffel gehackter Schnittlauch
- Salz und gemahlener schwarzer Pfeffer nach Geschmack
- 2 Esslöffel weißer Essig
- 4 große Eier
- 2 Scheiben Brot
- 1 Tasse Blattspinat
- 85 g Räucherlachs
- ⅓ Tasse zerbröckelter Feta-Käse
- 1 Teelöffel scharfe Sauce, zum Servieren

Zubereitung

Zerdrücken Sie die Avocado in einer kleinen Schüssel mit einer Gabel. Fügen Sie den Zitronensaft, Schnittlauch, Salz und Pfeffer hinzu. Rühren Sie, bis alles gut vermischt ist.

In einem kleinen Kochtopf 7 cm Wasser zum Kochen bringen. Reduzieren Sie die Hitze auf niedrig. Fügen Sie den Essig hinzu. Fügen Sie ein Ei nach dem anderen hinzu, schlagen Sie das Ei in einer kleinen Auflaufform oder Tasse auf und gießen Sie es vorsichtig in das kochende Wasser, beginnend knapp über dem Wasserstand. Pochieren Sie die Eier (alle gleichzeitig) 4 Minuten lang, um ein weiches Eigelb zu erhalten. Nehmen Sie die Eier mit einem Schaumlöffel vorsichtig aus dem Wasser und legen Sie sie zum Abtropfen auf einen kleinen mit Küchenpapier ausgelegten Teller.

Während die Eier backen, toasten Sie das Brot. Schneiden Sie jede Scheibe getoastetes Brot in der Mitte durch und bestreichen Sie sie mit der Avocado Mischung. Legen Sie zwei Hälften auf zwei Servierplatten. Mit Spinat und Lachs und den Eiern garnieren. Mit Salz und Pfeffer würzen. Verteilen Sie den Feta über die Eier und beträufeln Sie ihn mit der scharfen Sauce. Mit Schnittlauch garnieren und sofort servieren.

Nährwerte pro Portion

499 *cal;* **36 g** *Fett;* **14 g** *Kohlenhydrate;* **8 g** *Ballaststoffe;* **30 g** *Eiweiß*

Brokkoli Quiche

Kochzeit: **40 Minuten**
Ausbeute: **3 Portionen**

Zutaten

- 225 g Brokkoli, in Scheiben geschnitten
- 1 Esslöffel Butter
- 2 Knoblauchzehen, gehackt
- 1 Tasse Babyspinatblätter
- 1 geröstete rote Paprika, gehackt
- 1 Tasse gekochte weiße Bohnen
- 100 g zerbröckelter Feta-Käse
- 8 große Eier
- ⅔ Tasse frische Sahne
- ¼ Teelöffel gemahlene Muskatnuss
- Salz und gemahlener schwarzer Pfeffer nach Geschmack
- ¼ Tasse gehackte Basilikumblätter

Zubereitung

Fetten Sie eine 23 cm große Kuchenform ein. Heizen Sie den Backofen auf 180 °C vor.

Geben Sie den Brokkoli in einen mikrowellengeeigneten Behälter. Fügen Sie ca. 2 Esslöffel Wasser hinzu, decken Sie den Brokkoli mit Frischhaltefolie ab und kochen Sie ihn in der Mikrowelle bei voller Leistung für 2-3 Minuten oder bis er hellgrün ist; nicht kochen oder uberkochen. Legen Sie sie auf ein Papiertuch, um überschüssige Feuchtigkeit aufzusaugen.

Schmelzen Sie die Butter in einer kleinen Pfanne bei mittlerer bis niedrige Hitze. Knoblauch hinzufügen und unter Rühren 1 Minute lang kochen. Fügen Sie den Spinat hinzu. Kochen und rühren Sie 1 bis 2 Minuten lang oder bis die Blätter gerade verwelkt sind. Gießen Sie die Spinatmischung in die Pfanne. Geben Sie Brokkoli, rote Paprika und Bohnen in die gleiche Pfanne. Mit der Hälfte des Feta-Käses bestreuen.

Verquirlen Sie in einer mittelgroßen Schüssel die Eier, Crème fraîche, Muskatnuss, Salz und Pfeffer, bis alles gut vermischt ist.

Gießen Sie die Eimischung langsam in die Pfanne über das Gemüse. Mit dem restlichen Feta-Käse und Basilikum bestreuen. In der Mitte des Ofens 35 Minuten backen. Lassen Sie die Quiche für 1 bis 2 Stunden abkühlen. In drei Stücke schneiden, mit Basilikumblättern garnieren und servieren.

Nährwerte pro Portion

360 cal; **23 g** *Fett;* **20 g** *Kohlenhydrate;* **5 g** *Ballaststoffe;* **21 g** *Eiweiß*

Gebackene Eier mit Tomaten

Kochzeit: **25 Minuten**
Ausbeute: **2 Portionen**

Zutaten

- 1½ Esslöffel Avocado Öl
- ½ Tasse gewürfelte rote Zwiebeln
- ½ Tasse gewürfelte rote Paprika
- 2 Knoblauchzehen, gehackt
- 2 Esslöffel Tomatenmark
- 2 Teelöffel Harissa-Paste
- 1 Teelöffel geräucherter Paprika
- ¼ Teelöffel gemahlener Kreuzkümmel
- 1 Dose (400 g) gewürfelte, geröstete Tomaten, nicht abgetropft
- Meersalz und gemahlener schwarzer Pfeffer nach Geschmack
- 4 große Eier
- 1 Tasse zerrissene Grünkohlblätter
- ⅓ Tasse zerbröckelter Feta-Käse
- 1 Avocado, in Scheiben geschnitten
- 2 Esslöffel grob gehackter Koriander

Zubereitung

Heizen Sie den Backofen auf 190 °C vor. Erhitzen Sie das Öl in einer großen ofenfesten Pfanne bei mittlerer Hitze. Fügen Sie die Zwiebel, die Paprika und den Knoblauch hinzu. Unter gelegentlichem Rühren 5 Minuten kochen, bis Zwiebel und Paprika weich geworden sind.

Tomatenmark, Harissa, Paprika und Kreuzkümmel hinzufügen. Unter Rühren 30 Sekunden lang kochen oder bis es duftet.

Fügen Sie die Tomaten mit ihrem Saft, Salz und Pfeffer hinzu. Kochen Sie die Sauce unter gelegentlichem Rühren 5 bis 7 Minuten oder bis sie eindickt. Vom Herd nehmen.

Machen Sie vier gleichmäßig verteilte Schlitze in die Sauce und schlagen Sie ein Ei in jeden Schlitz. Legen Sie den Grünkohl um die Eier und um den Rand der Pfanne. Mit Salz und Pfeffer bestreuen.

12 Minuten backen oder bis das Eiweiß gar ist, aber das Eigelb noch zart ist. Mit Feta-Käse, Avocado und Koriander garnieren und sofort nach dem Kochen servieren.

Nährwerte pro Portion

330 *cal;* ***20 g*** *Fett;* ***23 g*** *Kohlenhydrate;* ***5 g*** *Ballaststoffe;* ***16 g*** *Eiweiß*

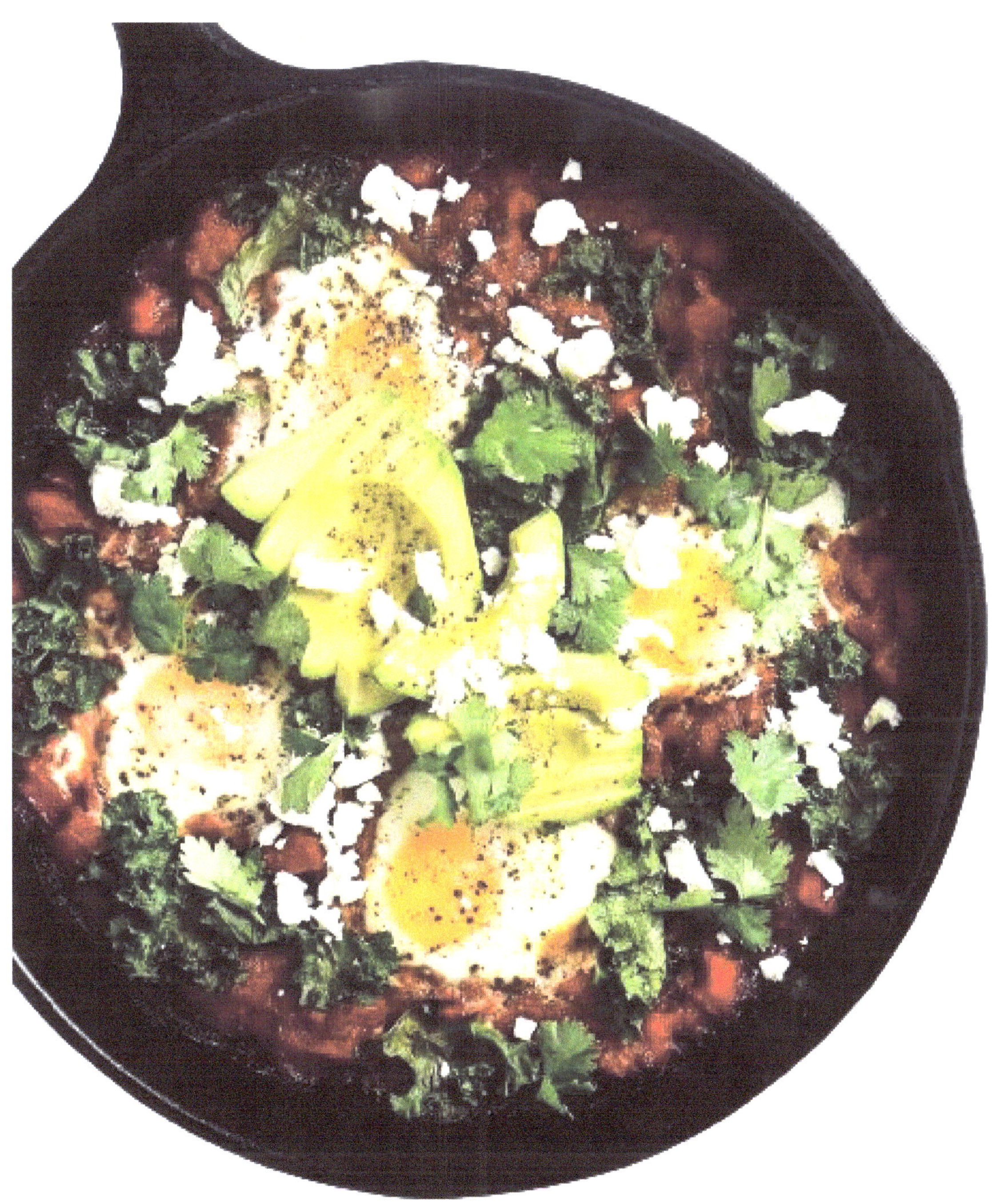

Pilz-Omelette

Kochzeit: **10 Minuten**
Ausbeute: **1 Portion**

Zutaten

- 1 Esslöffel Avocado Öl
- 100 g kleine braune Pilze, in Scheiben geschnitten
- 2 große Eier
- 2 Esslöffel gehackter Schnittlauch
- Salz und gemahlener schwarzer Pfeffer nach Geschmack
- 1 Prise gemahlene Muskatnuss
- 30 g frischer Mozzarella-Käse, zerkrümelt
- ¼ Tasse Gruyère-Käse, gerieben

Zubereitung

Erhitzen Sie das Öl in einer 20-cm-Bratpfanne mit Antihaftbeschichtung bei mittlerer bis hohe Hitze. Fügen Sie die Pilze hinzu. Kochen Sie unter gelegentlichem Rühren 3 bis 4 Minuten oder bis sie weich sind.

Verquirlen Sie in einer kleinen Schüssel Eier, Schnittlauch, Salz, Pfeffer und Muskatnuss, bis alles gut vermischt ist. Gießen Sie die Mischung in die Pfanne. Fügen Sie den Mozzarella und die Hälfte des Gruyère-Käses hinzu. Reduzieren Sie die Hitze auf mittlere Stufe und kochen Sie 3 Minuten lang, wobei Sie die Pfanne drehen und den Rand des Omeletts anheben, damit das Ei darunter fließen kann. Fahren Sie fort, bis das ungekochte Ei auf der Oberseite fast weg ist.

Mit dem restlichen Gruyère-Käse bestreuen. Kochen Sie für weitere 1-2 Minuten oder bis das Omelett fertig ist. Mit extra Schnittlauch bestreuen. Servieren Sie das Omelett offen oder gefaltet.

Nährwerte pro Portion

*468 cal; **39 g** Fett; **6 g** Kohlenhydrate; **1 g** Ballaststoffe; **25 g** Eiweiß*

Lachssalat

Kochzeit: **12 Minuten**
Ausbeute: **1 Portion**

Zutaten

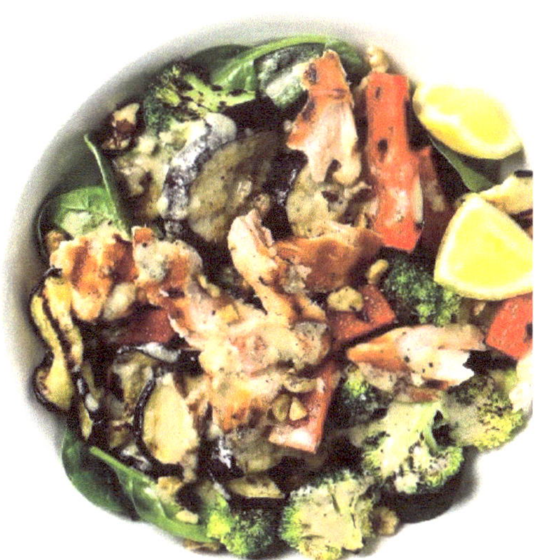

- 60 g Lachsfilet mit Haut
- 1½ Teelöffel Olivenöl
- 1 kleine rote Paprika, geviertelt
- 170 g Brokkoli, in Scheiben geschnitten
- 110 g Aubergine, in Scheiben geschnitten
- 3 Tassen Spinatblätter
- 1 Esslöffel gehackte Nüsse, geröstet
- Salz und gemahlener schwarzer Pfeffer nach Geschmack

Zubereitung

Erhitzen Sie einen Grill oder eine Grillpfanne bei mittlerer bis hohe Hitze. Reiben Sie den Lachs mit ½ Teelöffel Öl ein und bestreuen Sie ihn mit Salz und Pfeffer. Mit der Hautseite nach unten 4 Minuten lang grillen. Wenden und 3 Minuten kochen oder bis der Lachs mit einer Gabel leicht flockt. Schalten Sie die Heizung aus. Legen Sie den Lachs vorsichtig auf einen Teller. Die Haut entfernen und entsorgen; den Lachs mit einer Gabel zerpflücken. Abdecken und beiseitestellen.

Erhitzen Sie den gleichen Grill oder die gleiche Grillpfanne bei mittlerer bis hohe Hitze. Paprikastücke in Streifen schneiden. Kombinieren Sie in einer mittelgroßen Schüssel den restlichen Teelöffel Öl, Paprikastreifen, Brokkoli, Auberginen und Salz und Pfeffer nach Geschmack. Auf jeder Seite 3 Minuten garen, bis die Paprikaschoten weich sind und Grillspuren erscheinen. Schneiden Sie die Auberginenscheiben in zwei Hälften. Lassen Sie das Gemüse abkühlen.

Geben Sie den Spinat in eine flache Servierschüssel. Legen Sie das Gemüse, den Lachs und die Nüsse auf den Spinat. Mit der Tahini-Vinaigrette beträufeln und sofort mit Zitronenspalten servieren.

Nährwerte pro Portion

*487 cal; **36 g** Fett; **36 g** Kohlenhydrate; **14 g** Ballaststoffe; **14 g** Eiweiß*

Salat mit gegrilltem Gemüse

Kochzeit: **13 Minuten**
Ausbeute: **2 Portionen**

Zutaten

- 170 g Lachsfilet mit Haut
- 2 Teelöffel Avocado Öl
- 140 g Brokkoli-Röschen
- 140 g Zuckerschoten
- 10 Spargel, in Stücke geschnitten
- 4 Tassen Spinatblätter
- 1½ Tasse geschnittene Erdbeeren
- 4 Frühlingszwiebeln, in dünne Streifen geschnitten
- 2 Esslöffel Sonnenblumenkerne, roh
- Salz und gemahlener schwarzer Pfeffer nach Geschmack

Zubereitung

Heizen Sie einen Grill oder eine Grillpfanne auf mittlere bis hohe Hitze vor. Schneiden Sie den Lachs in zwei Hälften. Jedes Filet mit ½ Teelöffel Öl bepinseln. Mit Salz und Pfeffer würzen. Garen Sie den Lachs mit der Hautseite nach unten für 3 Minuten. Wenden und weitere 2 Minuten kochen oder bis der Lachs mit einer Gabel leicht flockt. Schalten Sie die Heizung aus. Die Haut vom Lachs entfernen, die Flocken entfernen und beiseitestellen.

Brokkoli der Länge nach in Scheiben schneiden. Heizen Sie den gleichen Grill oder die gleiche Grillpfanne auf mittlere bis hohe Hitze vor.

Vermengen Sie in einer großen Schüssel Brokkoli, Zuckerschoten, Spargel, den restlichen Teelöffel Öl, Salz und Pfeffer, bis das Gemüse mit Öl bedeckt ist. Garen Sie sie schubweise auf dem Grill für 2 bis 4 Minuten auf jeder Seite oder bis Grillspuren erscheinen und das Gemüse zart-knusprig ist. Lassen Sie sie abkühlen. Schneiden Sie Brokkoli in kleine Stücke, falls gewünscht.

Den Spinat auf zwei Servierschalen verteilen, das gegrillte Gemüse darauf anrichten, den Lachs dazugeben und mit einer Koriander-Limetten-Vinaigrette beträufeln. Fügen Sie die Erdbeeren hinzu. Mit grünen Zwiebeln und Sonnenblumenkernen bestreuen. Servieren Sie den Salat sofort.

Nährwerte pro Portion

477 cal; **30 g** Fett; **31 g** Kohlenhydrate; **10 g** Ballaststoffe; **27 g** Eiweiß

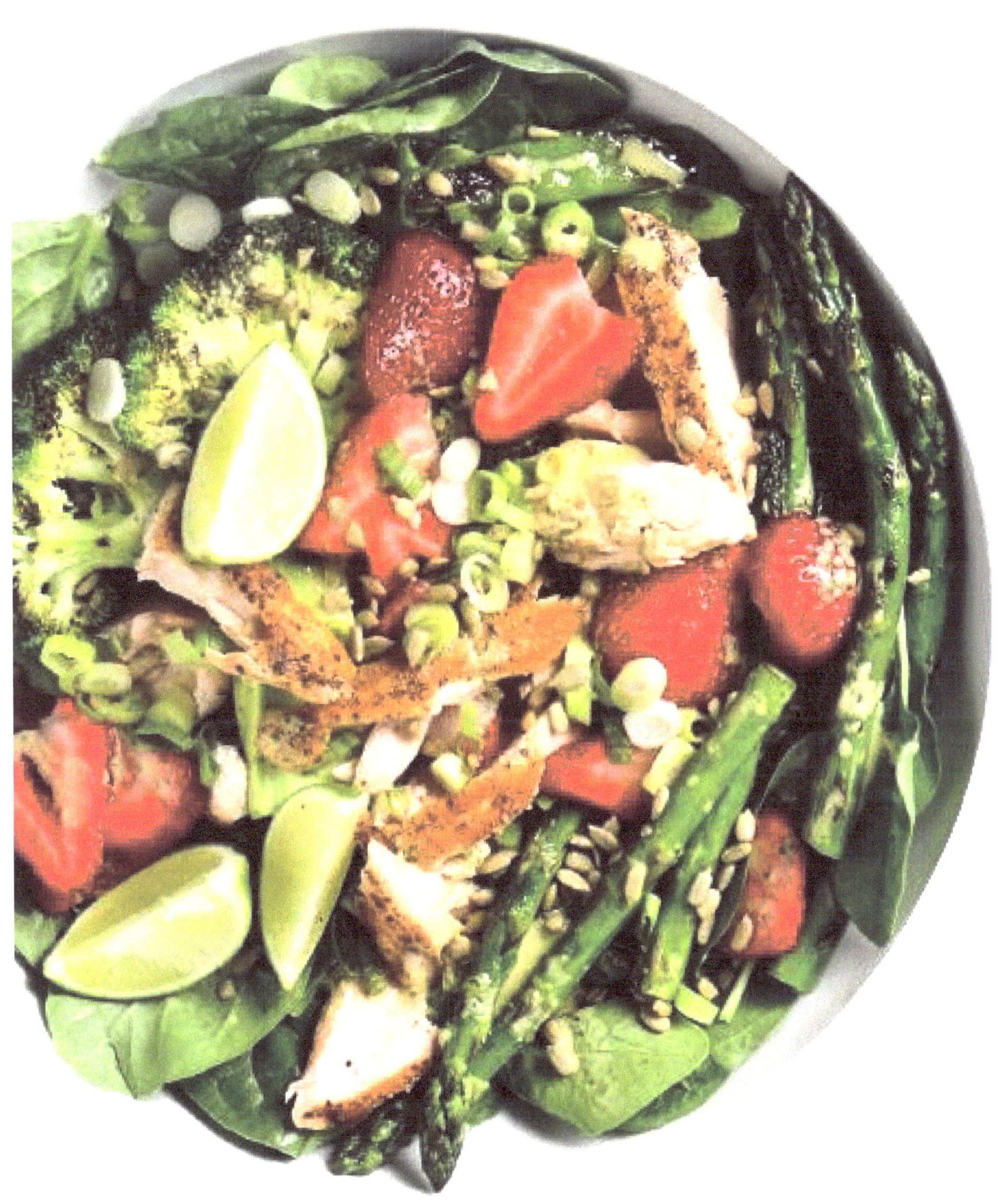

Caesar Salad mit Hähnchen

Kochzeit: **30 Minuten**
Ausbeute: **2 Portionen**

Zutaten

- 4 Scheiben Speck
- 200 g Brokkoli-Röschen
- 1 Teelöffel Avocado Öl
- Salz und gemahlener schwarzer Pfeffer nach Geschmack
- 200 g Hähnchenbrust ohne Knochen, ohne Haut
- 2 Römersalat-Herzen, grob gehackt
- ¼ Tasse dünn geschnittene grüne Zwiebeln
- ½ Tasse (14 g) fein geriebener frischer Parmesankäse

Zubereitung

Heizen Sie den Backofen auf 190 °C vor. Legen Sie ein Backblech mit Pergamentpapier aus. Setzen Sie 6 Häufchen (2 Esslöffel) Parmesan auf das vorbereitete Backblech im Abstand von etwa 5 cm. Verteilen Sie jeden Erdhügel in einem Kreis von 7 cm. Backen Sie 5 bis 7 Minuten oder bis sie leicht gebräunt und blubbernd sind. Lassen Sie sie eine Minute lang auf dem Backblech stehen und legen Sie sie dann zum Abkühlen vorsichtig auf einen Teller oder ein Brett.

Erhöhen Sie die Ofentemperatur auf 200°C. Legen Sie einen gefetteten Rost auf das gleiche Backblech. Legen Sie den Speck in einer einzigen Schicht an einem Ende des Rosts aus.

Mischen Sie den Brokkoli in einer mittelgroßen Schüssel mit dem Öl, würzen Sie ihn mit Salz und Pfeffer. Ordnen Sie den Brokkoli in einer einzigen Schicht am anderen Ende des Rosts an. 20 Minuten kochen oder bis den Speck gar und der Brokkoli zart-knusprig ist.

Während der Brokkoli und der Speck garen, heizen Sie einen Grill oder eine Grillpfanne auf mittlere bis hohe Hitze vor. Bestreuen Sie das Hähnchen mit Salz und Pfeffer. Garen Sie das Hähnchen auf dem eingefetteten Grill für 5 bis 7 Minuten auf jeder Seite oder bis es durchgegart ist.

Schneiden Sie das Huhn in Scheiben und hacken Sie den Speck. Geben Sie den Römersalat in zwei Servierschalen und garnieren Sie ihn mit Hähnchen, Brokkoli, Speck und Frühlingszwiebeln. Mit Caesar-Dressing beträufeln. Schneiden Sie die Parmesanchips in Scheiben und geben Sie sie zum Salat. Servieren Sie den Salat sofort.

535 *cal;* **38 g** *Fett;* **16 g** *Kohlenhydrate;* **6 g** *Ballaststoffe;* **36 g** *Eiweiß*

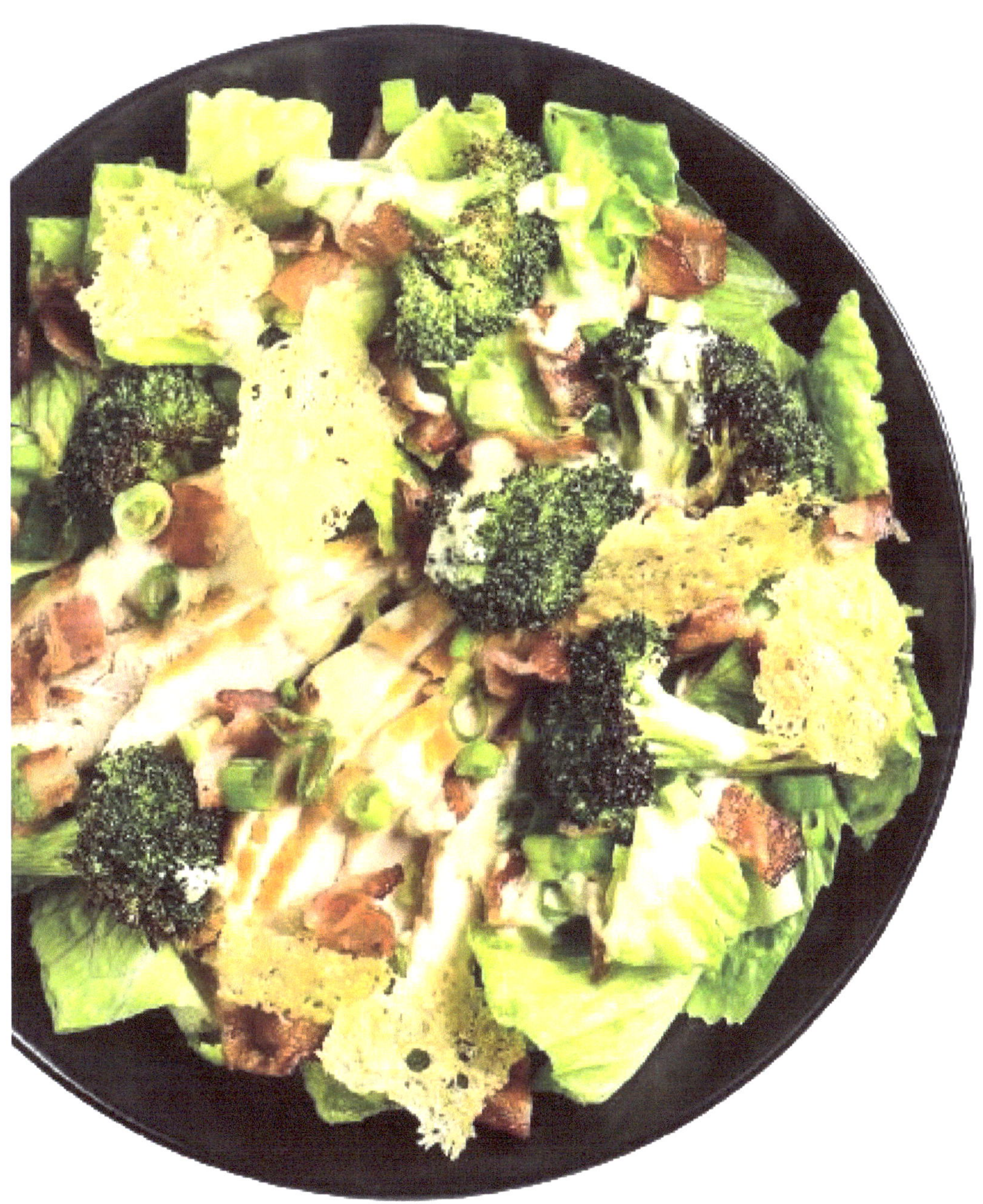

Salat mit Ziegenkäse

Kochzeit: -
Ausbeute: **1 Portion**

Zutaten

- 4 Tassen Mesclun-Salat
- 1 kleine Salatgurke
- 8 Spargel, in Stücke geschnitten
- 150 g geschnittene Erdbeeren
- 2 Esslöffel gehackte Pekannüsse
- 1 Scheibe gekochter Speck, gewürfelt
- 1 Mandarine, segmentiert
- 30 g cremiger Ziegenkäse, in kleine Stücke geschnitten

Zubereitung

Geben Sie den Mesclun in eine flache Servierschüssel. Schälen Sie mit einem Gemüseschäler lange Gurkenscheiben und lange Spargelscheiben über den Mesclun.

Fügen Sie Erdbeeren, Pekannüsse, Speck, Mandarinensegmente und Ziegenkäse hinzu. Mit Zitronenvinaigrette beträufeln. Schütteln Sie vorsichtig und servieren Sie den Salat sofort.

Nährwerte pro Portion

609 cal; **41 g** Fett; **40 g** Kohlenhydrate; **10 g** Ballaststoffe; **10 g** Eiweiß

Roastbeef-Salat

Kochzeit: **-**
Ausbeute: **2 Portionen**

Zutaten

- 2 Tassen geschredderter Römersalat
- 100 g Traubentomaten, halbiert
- 2 große hartgekochte Eier, geschält
- 250 g Roastbeef, in Scheiben geschnitten
- ½ Tasse geschnittene Gurke
- ½ Tasse geschnittener Rettich
- 2 Scheiben rote Zwiebel, in Ringe geschnitten
- ¼ Tasse geriebener weißer Cheddar-Käse
- 1 Avocado in Scheiben geschnitten

Zubereitung

Auf zwei einzelnen Tellern oder einer Servierplatte Römersalat, Tomaten, Eier, Roastbeef, Gurke, Radieschen, Zwiebel und Cheddarkäse anrichten. Mit einem Dressing Ihrer Wahl beträufeln und mit geschnittener Avocado garnieren. Servieren Sie den Salat sofort.

Nährwerte pro Portion

526 *cal;* **37 g** *Fett;* **12 g** *Kohlenhydrate;* **3 g** *Ballaststoffe;* **38 g** *Eiweiß*

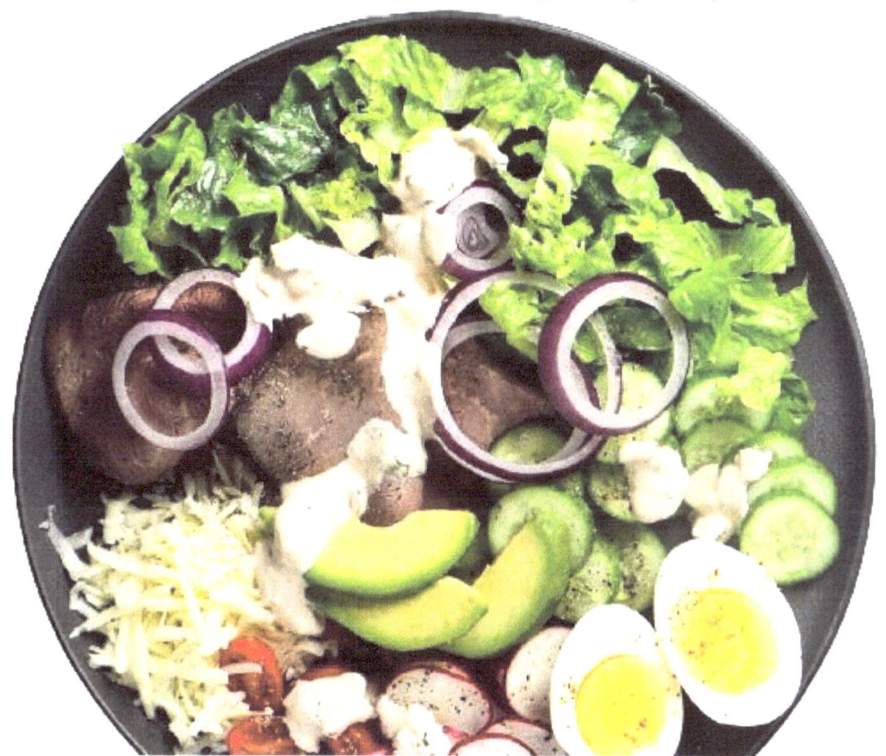

Rindersteak-Salat

Kochzeit: **10 Minuten**
Ausbeute: **2 Portionen**

Zutaten

- 300 g Rindersteak
- 1 Teelöffel Avocado Öl
- Salz und gemahlener schwarzer Pfeffer nach Geschmack
- 3 Tassen geschredderter Römersalat
- ½ Tasse geriebener Rotkohl
- ½ Tasse gehackte Gurke
- ¼ Tasse grob gehackte Minzblätter
- ¼ Tasse grob gehackter Koriander
- Einige Erdnüsse, geröstet und zerkleinert.
- Dünn geschnittene rote Zwiebel

Zubereitung

Erhitzen Sie eine Bratpfanne oder einen Grill bei mittlerer bis hohe Hitze. Reiben Sie das Steak mit dem Öl ein und würzen Sie es mit Salz und Pfeffer. Braten Sie das Steak 5 Minuten auf jeder Seite oder bis es nach Ihrem Geschmack gegart ist. Legen Sie das Steak auf ein Schneidebrett. Decken Sie das Steak mit Alufolie ab und lassen Sie es 10 Minuten ruhen. Schneiden Sie das Steak gegen den Uhrzeigersinn in dünne Scheiben.

Römersalat, Kohl und Gurke in zwei Servierschalen geben.

Mit Steakstreifen, Minze und Koriander garnieren. Beträufeln Sie es mit einem Dressing Ihrer Wahl. Mit Erdnüssen und Zwiebelscheiben garnieren und sofort servieren.

Nährwerte pro Portion

446 cal; **28 g** *Fett;* **13 g** *Kohlenhydrate;* **3 g** *Ballaststoffe;* **37 g** *Eiweiß*

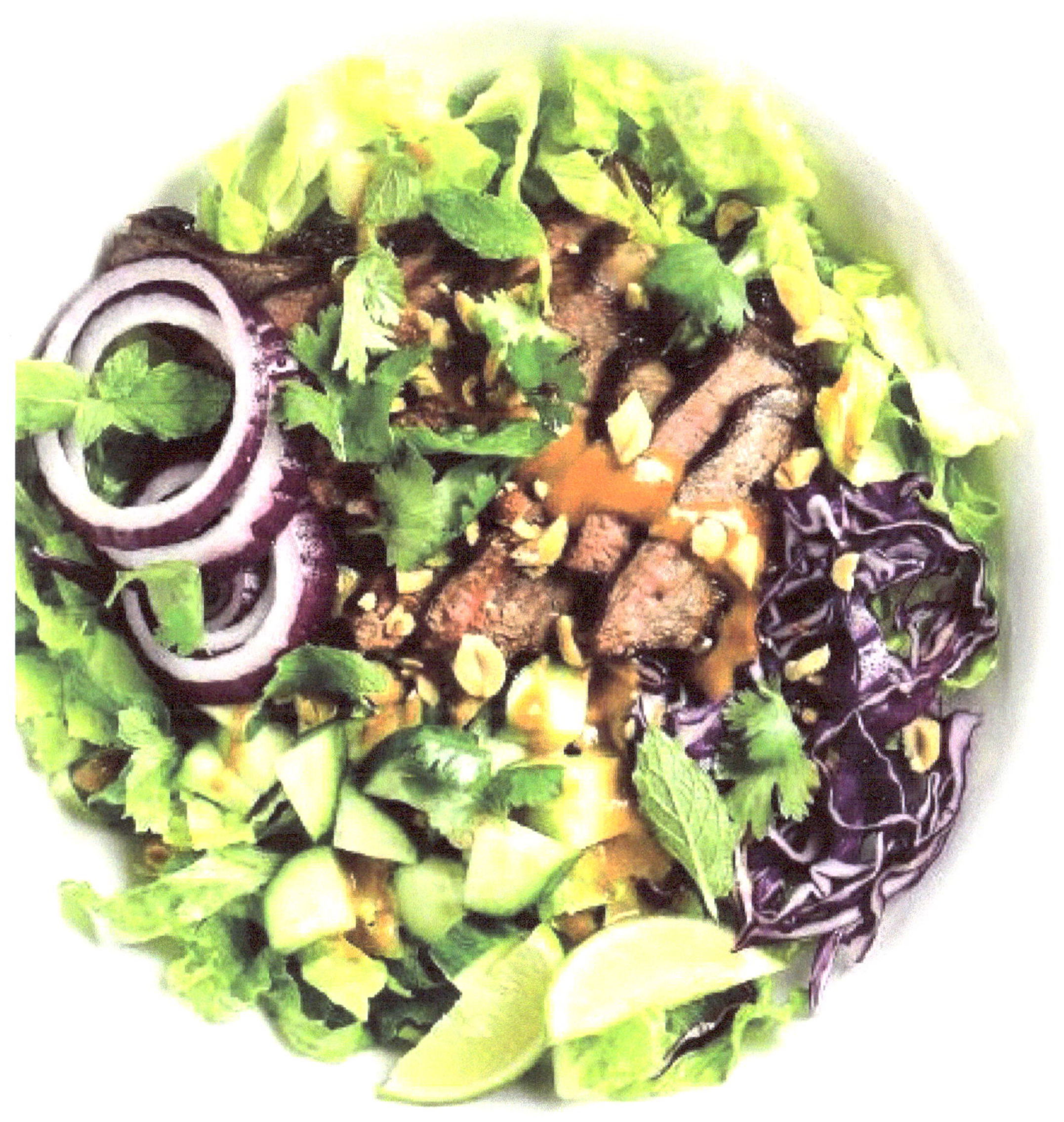

Gebratenes Huhn mit Kräutern

Kochzeit: **80 Minuten**
Ausbeute: **4 Portionen**

Zutaten

- 1 ganzes Huhn (ca. 1,3 kg)
- 2 Esslöffel erweichte Butter
- 3 Esslöffel gehackte Petersilie
- 2 Teelöffel gehackter Rosmarin
- 1 Teelöffel gehackter Thymian
- 1 Teelöffel Knoblauchpulver
- Salz und gemahlener schwarzer Pfeffer nach Geschmack

Zubereitung

Fetten Sie eine Auflaufform ein. Heizen Sie den Backofen auf 190 °C vor.

Verrühren Sie in einer kleinen Schüssel mit einer Gabel die Butter, Petersilie, Rosmarin, Thymian, Knoblauchpulver, Salz und Pfeffer.

Etwa ½ Esslöffel der Buttermischung beiseitestellen und den Rest gleichmäßig auf Haut und Fleisch von Brust, Schenkeln und Keulen verteilen.

Legen Sie das Hähnchen mit der Brustseite nach oben auf die vorbereitete Platte. Bestreichen Sie die Haut des Hähnchens mit der restlichen Butter. Mit Salz und Pfeffer würzen. Braten Sie das Huhn zugedeckt ca. 1 Stunde und 15 Minuten oder bis die Säfte klar herausläuft, wenn Sie das Huhn um den Schenkelknochen herum anstechen.

Decken Sie das Hähnchen mit Alufolie ab und lassen Sie es 5 Minuten stehen. Schneiden Sie das Huhn zum Servieren in Stücke.

Nährwerte pro Portion

***220** cal; **10 g** Fett; **1 g** Kohlenhydrate; **0 g** Ballaststoffe; **30 g** Eiweiß*

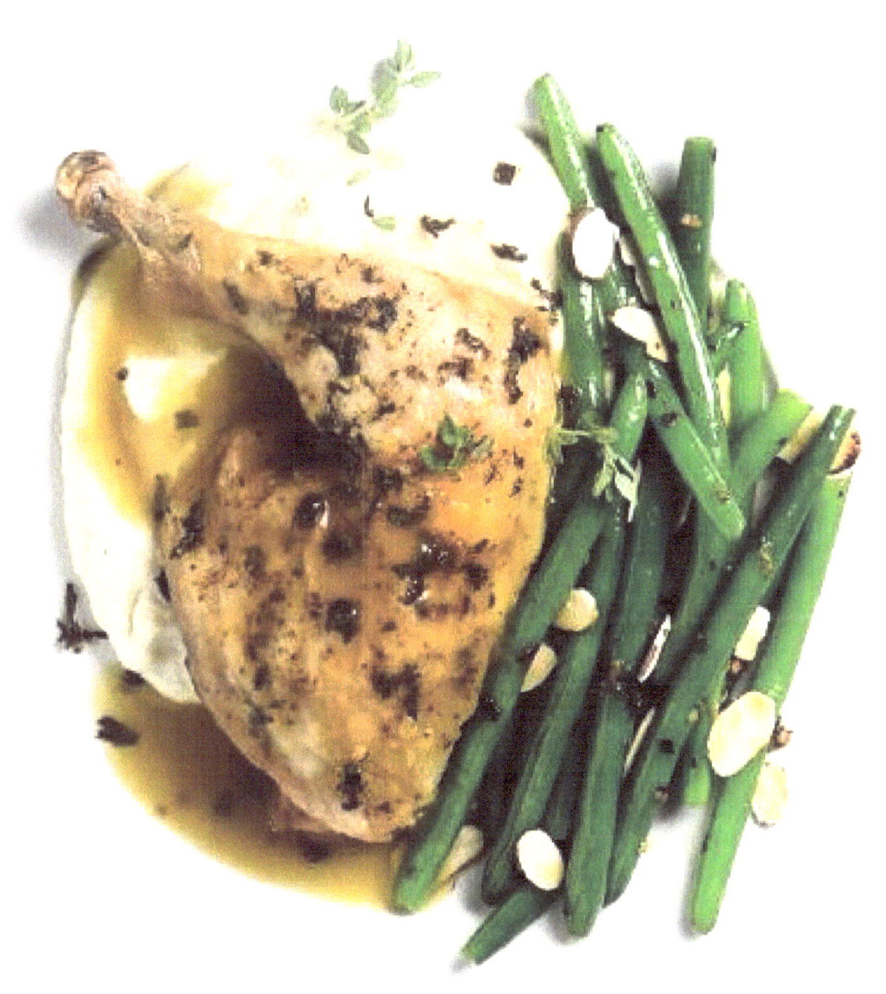

Würziges Auberginen-Huhn

Kochzeit: **50 Minuten**
Ausbeute: **4 Portionen**

Zutaten

- 4 nicht entbeinte Hähnchenschenkel
- 1 Esslöffel Olivenöl
- 1 mittelgroße rote Zwiebel, in Scheiben geschnitten
- 4 Zehen Knoblauch, gehackt
- 3 Esslöffel Tomatenmark
- 1 Dose (400 g) Tomatenwürfel, nicht abgetropft
- 1½ Tasse Hühnerbrühe
- 1 Teelöffel rote Paprikaflocken
- 450 g Aubergine, gewürfelt
- Salz und gemahlener schwarzer Pfeffer nach Geschmack
- ⅓ Tasse entsteinte Oliven
- ⅓ Tasse gehackte Petersilie
- 1 Esslöffel Kapern
- 2 Esslöffel frischer Zitronensaft
- 450 g gedünsteter Brokkoli, zum Servieren

Zubereitung

Entfernen Sie die Haut vom Huhn und entsorgen Sie sie. Erhitzen Sie das Öl in einem großen Kochtopf bei mittlerer bis hohe Hitze. Fügen Sie das Hähnchen hinzu und braten Sie es 5 Minuten auf jeder Seite oder bis es goldbraun ist. Nehmen Sie das Hähnchen aus der Pfanne. Geben Sie die Zwiebel in die Pfanne. Unter gelegentlichem Rühren 5 Minuten kochen, bis die Zwiebel weich ist. Knoblauch und Tomatenmark hinzufügen. Kochen und rühren, bis es duftet, etwa 30 Sekunden. Fügen Sie die Tomaten mit ihrem Saft, Brühe, rote Paprikaflocken nach Geschmack, Auberginen, Salz und Pfeffer hinzu. Rühren Sie, um sie gut zu kombinieren.

Geben Sie das Hähnchen wieder in die Pfanne. Zum Kochen bringen. Decken Sie den Topf ab und reduzieren Sie die Hitze auf mittlere bis niedrige Stufe. Kochen Sie das Huhn 20 Minuten lang, wobei Sie es während des Kochens einmal umrühren und wenden. Nehmen Sie den Deckel ab und kochen Sie weitere 15 Minuten, wobei Sie das Huhn einmal wenden, bis das Huhn gar ist und die Soße eingedickt ist.

Oliven, Petersilie, Kapern und Zitronensaft hinzufügen. Rühren Sie, um sie gut zu kombinieren. 3 Minuten lang zugedeckt kochen oder bis die Oliven heiß sind. Servieren Sie das Hähnchen sofort mit gedünsteten Brokkoli.

Nährwerte pro Portion

456 *cal;* **30 g** *Fett;* **22 g** *Kohlenhydrate;* **7 g** *Ballaststoffe;* **28 g** *Eiweiß*

Gemüsecurry

Kochzeit: **20 Minuten**
Ausbeute: **4 Portionen**

Zutaten

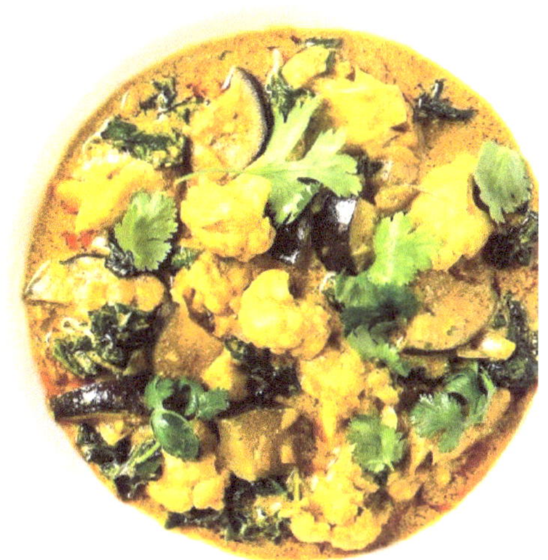

- 1 Esslöffel Butter
- 1 Tasse gewürfelte gelbe Zwiebel
- 4 Zehen Knoblauch, gehackt
- 1 Esslöffel fein geriebener frischer Ingwer
- ¼ Tasse Currypaste
- 1 Dose (400 ml) Kokosnussmilch
- 2 Tassen Gemüsebrühe
- ⅓ Tasse grob gehackter Koriander
- ½ Tasse Naturjoghurt
- 2 Esslöffel frischer Zitronensaft
- 1 Aubergine (ca. 450 g), in dicke Scheiben geschnitten
- 1 kleines Bündel Grünkohl, Stiele entfernt, Blätter grob gehackt
- 1 Blumenkohlkopf (ca. 800 g), in Röschen geschnitten
- Salz und gemahlener schwarzer Pfeffer nach Geschmack

Zubereitung

Schmelzen Sie die Butter in einem großen Kochtopf bei mittlerer Hitze. Zwiebel, Knoblauch und Ingwer hinzufügen und unter gelegentlichem Rühren 5 Minuten kochen oder bis die Zwiebel weich ist.

Fügen Sie die Currypaste hinzu und kochen Sie 1 Minute oder bis sie duftet. Kokosnussmilch und Brühe einrühren.

Fügen Sie den Blumenkohl hinzu und rühren Sie ihn um, um ihn mit der Currymischung zu überziehen. Abdecken, Hitze auf hohe Stufe erhöhen und zum Kochen bringen. Hitze auf mittlere Stufe reduzieren und zugedeckt 5 Minuten kochen. Fügen Sie die Auberginen hinzu und kochen Sie sie zugedeckt 7 bis 10 Minuten oder bis sie weich sind.

Grünkohl einrühren und vorsichtig umrühren, um ihn zu kombinieren. Abdecken und 2 bis 3 Minuten kochen oder bis den Grünkohl hellgrün ist.

Fügen Sie Joghurt, Koriander und Zitronensaft hinzu und rühren Sie vorsichtig, um sie zu kombinieren. Abschmecken und mit Salz und Pfeffer würzen. Servieren Sie einzelne Portionen mit extra Joghurt und Koriander, falls gewünscht.

Nährwerte pro Portion

357 *cal;* ***22 g*** *Fett;* ***28 g*** *Kohlenhydrate;* ***8 g*** *Ballaststoffe;* ***9 g*** *Eiweiß*

Blumenkohlreis mit Garnelen

Kochzeit: **10 Minuten**
Ausbeute: **3 Portionen**

Zutaten

- 1 Esslöffel Avocado Öl
- 3 große Eier
- 4 Scheiben Speck, gewürfelt
- 3 Zehen Knoblauch, gehackt
- 2 Esslöffel fein gehackter frischer Ingwer
- 350 g rohe große Garnele
- 100 g Zuckerschoten, gehackt
- 200 g Spargel, in Stücke geschnitten
- 1 Teelöffel rote Paprikaflocken
- 4 Tassen Blumenkohlreis
- ⅓ Tasse grob gehackter Koriander
- ⅓ Tasse dünn geschnittene grüne Zwiebeln

Zubereitung

Erhitzen Sie das Öl in einem großen Wok oder einer Bratpfanne bei starker Hitze. Verquirlen Sie die Eier in einer kleinen Schüssel, bis sie gut vermischt sind.

Wenn das Öl heiß ist, fügen Sie die geschlagenen Eier hinzu und drehen den Wok, um den Boden zu beschichten. Reduzieren Sie die Hitze auf mittlere Stufe. Kochen Sie ca. 3 Minuten oder bis die Mischung fest ist. Drehen Sie den Wok und heben Sie das Omelett an, damit das ungekochte Ei darunter sinken kann. Wenn das Ei fast fest ist, klappen Sie das Omelett um, indem Sie es leicht aufrollen. Legen Sie es auf ein kleines Schneidebrett und schneiden Sie es in Streifen. Lassen Sie es beiseite.

Geben Sie den Speck in den Wok. Bei mittlerer Hitze unter gelegentlichem Rühren 5 Minuten kochen, bis sie goldbraun und knusprig sind. Nehmen Sie den Speck aus dem Wok und legen Sie ihn auf einen mit Papiertüchern ausgelegten Teller. Lassen Sie den Speck abtropfen und entsorgen Sie bis auf einen Esslöffel das Fett aus dem Wok.

Erhitzen Sie den Wok mit dem Esslöffel Speckfett erneut bei mittlerer bis hohe Hitze. Fügen Sie den Knoblauch, den Ingwer und die Garnelen hinzu und braten Sie sie unter Rühren 2 Minuten lang oder bis die Garnelen beginnen, ihre Farbe zu verändern.

Gekochten Speck, Zuckerschoten und Spargel einrühren. Bei starker Hitze anbraten, bis das Gemüse zart-knackig ist. Fügen Sie die roten Paprikaflocken hinzu. Unter Rühren braten, bis alles gut vermischt ist.

Fügen Sie den Blumenkohlreis und den Koriander hinzu. Sautieren Sie 1 Minute lang oder bis den Blumenkohl heiß ist. Fügen Sie die Frühlingszwiebeln hinzu und braten

Sie sie unter Rühren, bis sie gut kombiniert sind. Mit Koriander und zusätzlichen Frühlingszwiebeln garnieren und sofort servieren.

Nährwerte pro Portion

495 *cal;* **28 g** *Fett;* **23 g** *Kohlenhydrate;* **7 g** *Ballaststoffe;* **40 g** *Eiweiß*

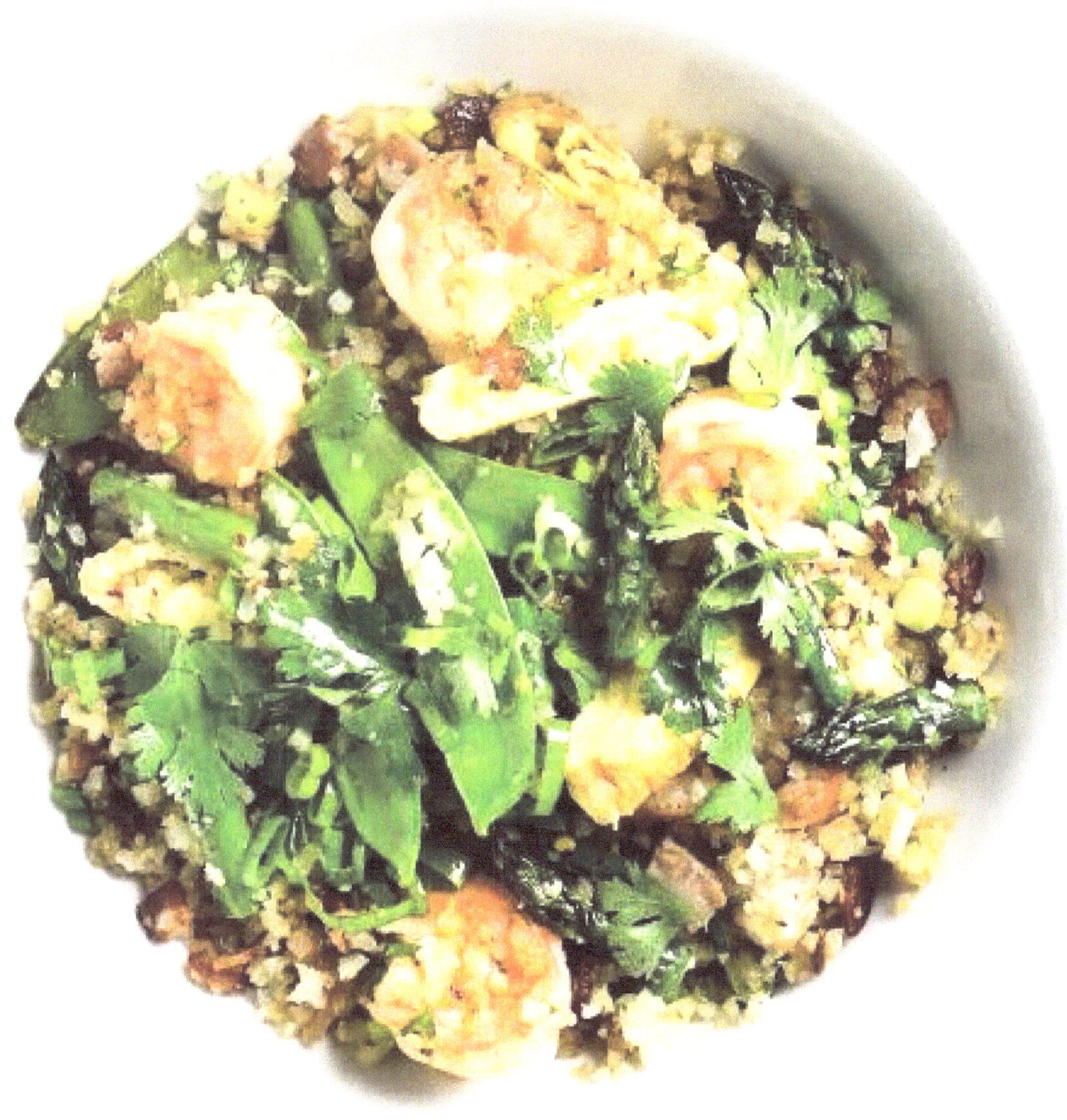

Garnelen im Schinkenmantel

Kochzeit: **25 Minuten**
Ausbeute: **2 Portionen**

Zutaten

- 6 kleine Paprikaschoten, halbiert
- 500 g Brokkoli, in Röschen geschnitten
- 1 Zitrone, in Scheiben geschnitten
- 2 Esslöffel Olivenöl
- Salz und gemahlener schwarzer Pfeffer nach Geschmack
- 8 Scheiben Schinken, der Länge nach halbiert
- 16 große rohe Garnelen, Schwänze intakt
- 2 Knoblauchzehen, in Ringe geschnitten
- ½ Teelöffel Chiliflocken
- 2 Esslöffel gehackte Petersilie
- 6 Esslöffel gehobelte Mandeln, geröstet

Zubereitung

Heizen Sie den Backofen auf 200 °C vor. Legen Sie ein Backblech mit Backpapier aus.

Mischen Sie auf dem Backblech die Paprikahälften, den Brokkoli, die Zitronenscheiben, einen Esslöffel Öl, Salz und Pfeffer. 7 Minuten braten.

Wickeln Sie eine halbe Scheibe Schinken um jede Garnele. Rühren Sie die eingewickelten Garnelen unter die teilweise gekochte Paprika-Brokkoli-Mischung. Mit dem restlichen Esslöffel Öl beträufeln. Fügen Sie den Knoblauch und die roten Paprikaflocken hinzu. Rühren Sie alles zusammen. 15 Minuten backen oder bis die Garnelen gerade gar sind und das Gemüse zart-knackig ist.

Petersilie hinzufügen und durchschwenken, um sie zu kombinieren. Mit Mandeln bestreuen und sofort mit Zitronenspalten servieren.

Nährwerte pro Portion

*512 cal; **36 g** Fett; **23 g** Kohlenhydrate; **11 g** Ballaststoffe; **28 g** Eiweiß*

Lachsfilet mit Spinat

Kochzeit: **15 Minuten**
Ausbeute: **2 Portionen**

Zutaten

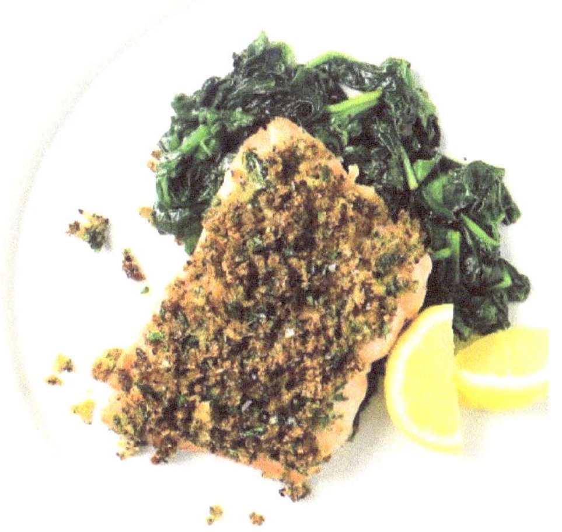

- 250 g Lachsfilet ohne Haut
- 1 großes Eiweiß
- ½ Tasse Semmelbrösel
- 10 g frischer Parmesankäse, fein gerieben
- 3 Esslöffel gehackte Petersilie
- 1 Teelöffel gehackter Thymian
- 1 Teelöffel gehackter Rosmarin
- 1 Esslöffel Zitronenschale
- ½ Teelöffel Knoblauchpulver
- ¼ Teelöffel gemahlene Muskatnuss
- 1 Teelöffel Butter
- 100 g Spinatblätter
- Salz und gemahlener schwarzer Pfeffer nach Geschmack

Zubereitung

Heizen Sie den Ofen auf 220 °C vor. Legen Sie ein kleines Backblech mit Alufolie aus und fetten Sie die Folie leicht ein.

Schneiden Sie den Lachs in zwei Hälften. Legen Sie jedes Stück auf das Backblech.

Schlagen Sie das Eiweiß in einer kleinen Schüssel leicht schaumig. Fügen Sie Semmelbrösel, Parmesan, Petersilie, Thymian, Rosmarin, Schale, Knoblauchpulver, Muskatnuss, Salz und Pfeffer hinzu. Rühren Sie, bis alles gut vermischt ist. Drücken Sie die Mischung mit einer Gabel oder den Fingern leicht auf die Lachsfilets. Backen Sie 15 Minuten lang, je nach Dicken des Lachses, oder bis der Lachs nach Ihrem Geschmack gegart ist.

Bereiten Sie in den letzten 2 Minuten der Garzeit den Spinat zu. Schmelzen Sie die Butter in einer großen Pfanne bei mittlerer bis hohe Hitze. Fügen Sie den Spinat hinzu und kochen Sie ihn unter Wenden und Rühren für 1 bis 2 Minuten oder bis den Spinat gerade verwelkt ist. Spinat auf zwei Servierplatten verteilen, mit Lachs garnieren und sofort mit Zitronenspalten servieren.

Nährwerte pro Portion

*432 cal; **23 g** Fett; **15 g** Kohlenhydrate; **7 g** Ballaststoffe; **32 g** Eiweiß*

Griechische Frikadellen

Kochzeit: **35 Minuten**
Ausbeute: **4 Portionen**

Zutaten

- 450 g Rinderhackfleisch
- ½ Tasse dünn geschnittene grüne Zwiebeln
- 4 Zehen Knoblauch, gehackt
- 2 Esslöffel gehackter Dill
- 1 Esslöffel gehackter Oregano
- 100 g zerbröckelter Feta-Käse
- 1 Teelöffel Zitronenschale
- Salz und gemahlener schwarzer Pfeffer nach Geschmack
- 3 mittelgroße Zucchini, längs in Scheiben geschnitten
- 1 Esslöffel Olivenöl

Zubereitung

Heizen Sie den Backofen auf 190 °C vor. Legen Sie ein Backblech mit Backpapier oder Folie aus. Legen Sie einen gefetteten Rost auf das Backblech.

In einer mittelgroßen Schüssel Rindfleisch, Frühlingszwiebeln, Knoblauch, Dill, Oregano, Feta-Käse, Schale, Salz und Pfeffer vermengen. Rollen Sie die Mischung mit leicht angefeuchteten Händen zu 24 Kugeln (1 Esslöffel). Legen Sie sie auf den Grill. 25 Minuten backen oder bis sie goldgelb und gar sind.

Während die Fleischbällchen garen, schwenken Sie die Zucchini in dem Öl. Mit Salz und Pfeffer bestreuen. Garen Sie die Zucchini schubweise auf einer heißen Grillpfanne, bis Grillspuren entstehen und die Zucchini weich sind.

Richten Sie die Zucchini auf 4 Servierplatten an. Pro Portion 6 Fleischbällchen hinzufügen, mit Tomatensoße übergießen und mit Fetakäse und extra Oregano blättern zum Garnieren bestreuen. Sofort servieren. Bewahren Sie zusätzliche Frikadellen in einem luftdichten Behälter im Kühlschrank bis zu 5 Tage oder im Gefrierschrank bis zu 3 Monate auf.

Nährwerte pro Portion

471 *cal;* **33 g** *Fett;* **17 g** *Kohlenhydrate;* **4 g** *Ballaststoffe;* **28 g** *Eiweiß*

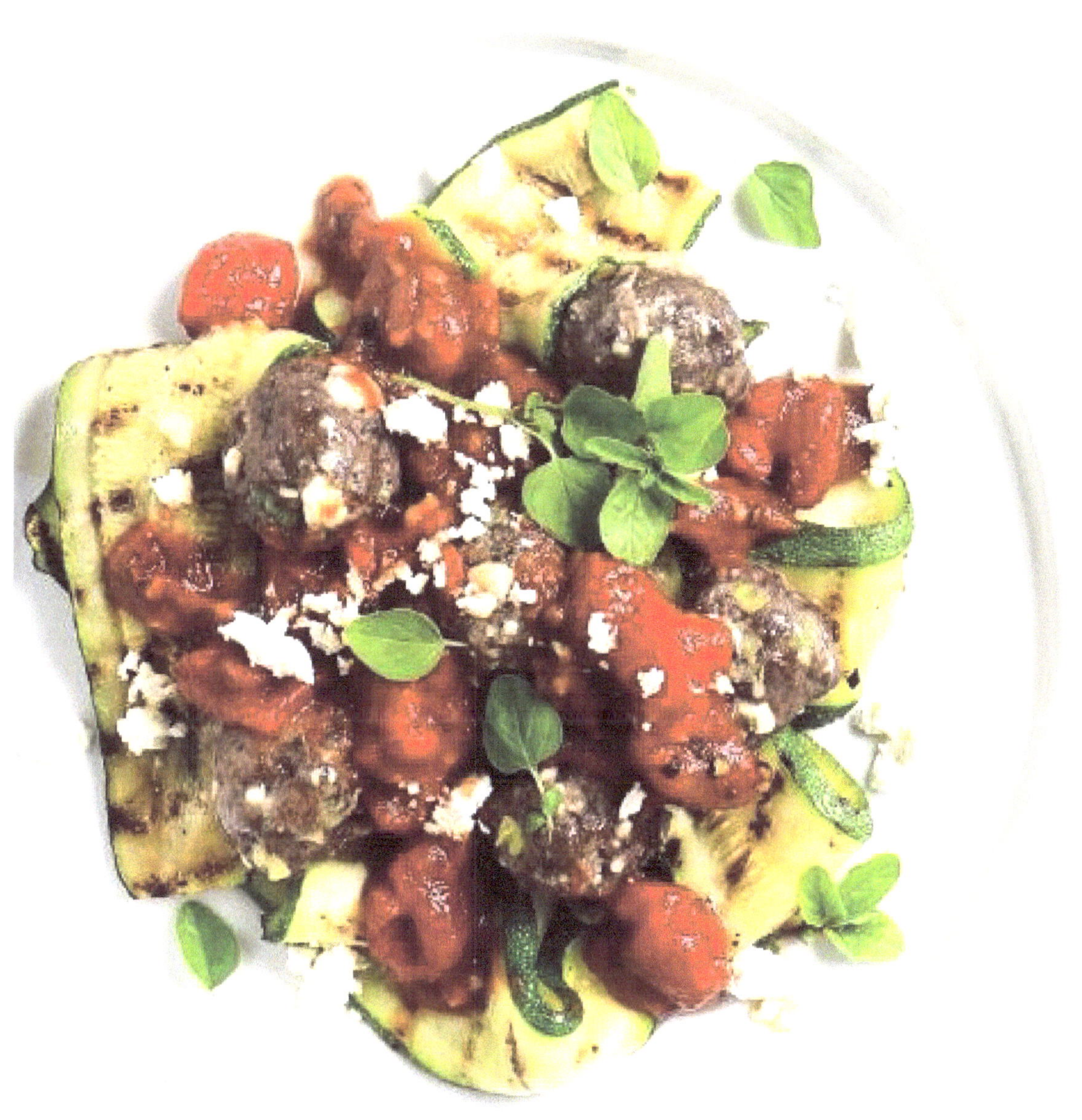

Cremiges toskanisches Rindfleisch

Kochzeit: **15 Minuten**
Ausbeute: **3 Portionen**

Zutaten

- 1 Esslöffel Avocado Öl
- 350 g Rinderrippensteak, in Scheiben geschnitten
- Salz und gemahlener schwarzer Pfeffer nach Geschmack
- 2 Knoblauchzehen, gehackt
- 1 Tasse Rinderbrühe
- ¾ Tasse schwere Schlagsahne
- 2 Teelöffel Dijon-Senf
- ½ Teelöffel Chiliflocken
- ¼ Teelöffel gemahlene Muskatnuss
- ½ Tasse getrocknete Tomaten, abgetropft und in Streifen geschnitten
- ¼ Tasse gehacktes Basilikum
- 100 g Spinatblätter

Zubereitung

Erhitzen Sie das Öl in einer großen Pfanne bei mittlerer bis hohe Hitze. Rindfleisch, Salz und Pfeffer hinzufügen. Unter gelegentlichem Rühren 2 bis 3 Minuten kochen, bis das Rindfleisch braun ist. Mit einem Schaumlöffel in eine Schüssel geben.

Knoblauch hinzufügen und 30 Sekunden lang kochen, bis er duftet. Brühe, Sahne, Senf, Chiliflocken, Muskatnuss und sonnengetrocknete Tomaten hinzufügen. Kochen Sie unter gelegentlichem Rühren 3 bis 5 Minuten oder bis die Soße eindickt.

Fügen Sie das Basilikum hinzu und rühren Sie, um es gleichmäßig zu vermischen. Fügen Sie den Spinat hinzu und geben Sie das Rindfleisch zurück in die Pfanne. Rühren Sie, bis der Spinat gerade verwelkt ist. Mit Basilikumblättern garnieren und sofort servieren.

Nährwerte pro Portion

528 cal; 46 g Fett; 8 g Kohlenhydrate; 2 g Ballaststoffe; 25 g Eiweiß

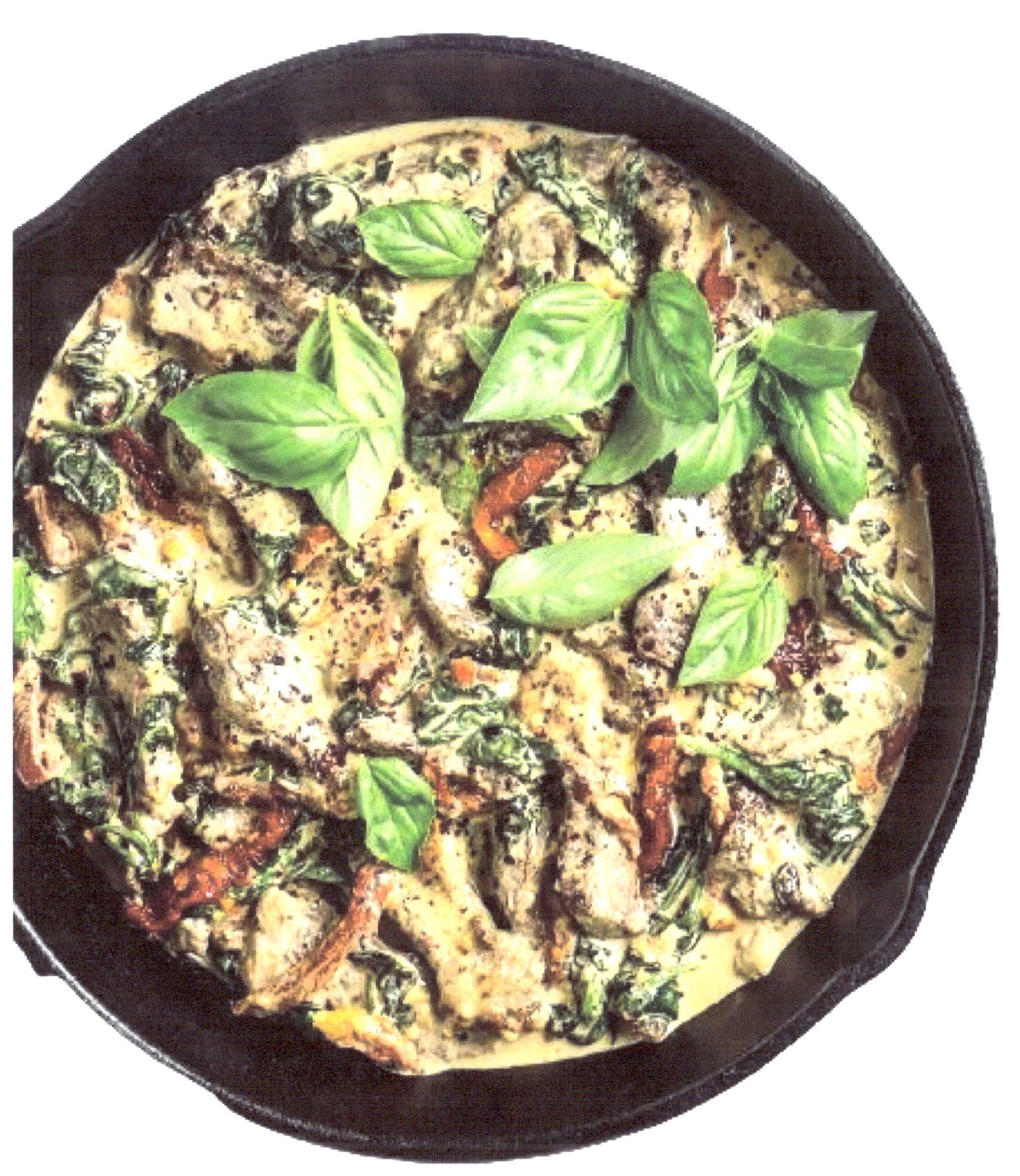

Cremige Pilzsuppe

Kochzeit: **23 Minuten**
Ausbeute: **4 Portionen**

Zutaten

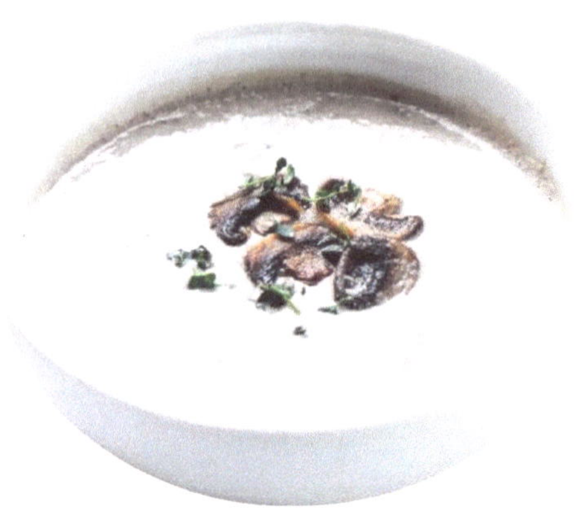

- 1 Esslöffel Butter
- 1 Esslöffel Avocado Öl
- 1 Prise gemahlene Muskatnuss
- 5 Tassen Hühnerbrühe
- ¾ Tasse schwere Sahne
- 1 Tasse geschnittene grüne Zwiebeln
- 4 Zehen Knoblauch, gehackt
- 900 g sortierte Pilze, in Scheiben geschnitten
- ½ Tasse trockener Sherry oder trockener Weißwein
- 1 Teelöffel gemahlener schwarzer Pfeffer
- 1 Teelöffel Salz

Zubereitung

Schmelzen Sie Butter und Öl in einem Topf mit schwerem Boden bei mittlerer bis hohe Hitze. Pilze, Frühlingszwiebeln und Knoblauch hinzufügen. Kochen Sie die Pilze zugedeckt unter gelegentlichem Rühren 5 bis 7 Minuten oder bis sie weich sind.

Sherry, Salz, Pfeffer und Muskatnuss hinzufügen. Unter Rühren 1 Minute lang kochen, um den Alkohol zu entfernen.

Bestand hinzufügen. Zum Kochen bringen, dann die Hitze auf mittlere bis niedrige Stufe reduzieren. Zugedeckt 10 Minuten köcheln lassen. Die schwere Sahne einrühren und umrühren. 5 Minuten abkühlen lassen.

Arbeiten Sie in zwei oder drei Chargen, löffeln Sie die Suppe in einen Mixer und pürieren Sie sie, bis sie sehr glatt ist. Geben Sie die Mischung zurück in denselben Topf (Sie können auch einen Stabmixer direkt in den Topf verwenden).

Schlagen Sie bei mittlerer Hitze, bis die Suppe heiß und dickflüssig ist. Fügen Sie mehr Brühe hinzu, wenn die Suppe zu dick wird. Servieren Sie die Suppe sofort in einzelnen Schüsseln.

Nährwerte pro Portion

314 *cal;* ***24 g*** *Fett;* ***14 g*** *Kohlenhydrate;* ***3 g*** *Ballaststoffe;* ***10 g*** *Eiweiß*

Radieschen und Okra Suppe

Kochzeit: **25 Minuten**

Ausbeute: **1 Portion**

Zutaten

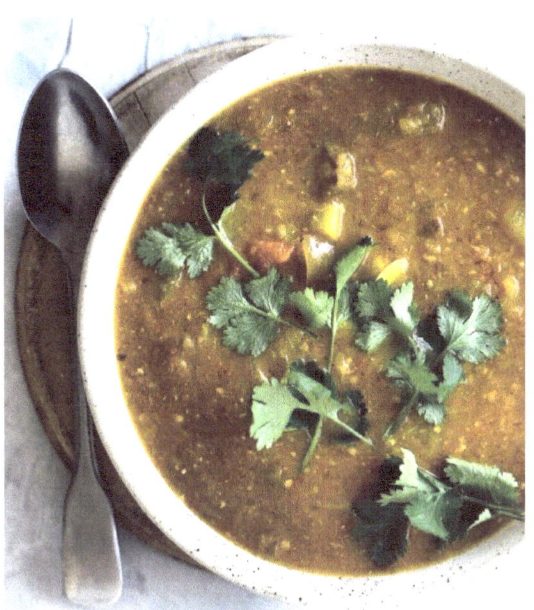

- 1 Esslöffel Avocado Öl
- ¼ Zwiebel, gehackt
- ⅛ Tasse gehackter Staudensellerie
- 1 Knoblauchzehe, gehackt
- ½ Teelöffel Kreuzkümmelsamen
- ¼ Teelöffel Kurkuma
- 1 Prise Cayennepfeffer
- 2 Okra Schoten, zerkleinert
- ¼ Tasse gewürfelter weißer Rettich
- ¼ Tasse gewürfelte Rüben
- 1¾ Tasse Hühnerbrühe
- 3 Esslöffel ganze zerdrückte Tomate
- Salz und gemahlener schwarzer Pfeffer nach Geschmack

Zubereitung

Erhitzen Sie das Avocado Öl in einem kleinen Kochtopf bei mittlerer Hitze. Fügen Sie die Zwiebel und den Sellerie hinzu und kochen Sie sie 3 Minuten lang, oder bis sie glasig sind.

Fügen Sie Knoblauch, Kreuzkümmel, Kurkuma und Cayennepfeffer hinzu und kochen Sie für 1 Minute oder bis sie duften.

Okra, Radieschen, Rüben, Brühe und Tomaten hinzufügen und zum Kochen bringen. Reduzieren Sie die Hitze auf ein sanftes Köcheln und kochen Sie für 20 Minuten. Mit Salz und Pfeffer abschmecken.

Pürieren Sie die Suppe mit einem Stabmixer, bis sie leicht glatt ist, oder Sie können die Suppe in Stücken lassen.

Gießen Sie die Suppe in eine Schüssel, garnieren Sie sie mit Korianderzweigen und servieren Sie sie.

Nährwerte pro Portion

*262 cal; **18 g** Fett; **13 g** Kohlenhydrate; **3 g** Ballaststoffe; **10 g** Eiweiß*

Cremige Steckrübensuppe

Kochzeit: **25 Minuten**
Ausbeute: **1 Portion**

Zutaten

- 1 Esslöffel Avocado Öl
- ¼ Zwiebel, gehackt
- 1 Knoblauchzehe, fein gehackt
- ½ mittelgroße Rübe, gewürfelt
- ¼ Tasse gehackter Blumenkohl
- ¼ Teelöffel fein gehackter Rosmarin
- 1¾ Tasse Hühnerbrühe
- ⅛ Teelöffel gemahlene Muskatnuss
- Salz und gemahlener schwarzer Pfeffer nach Geschmack

Zubereitung

Erhitzen Sie das Avocado Öl in einem Kochtopf bei mittlerer Hitze. Fügen Sie die Zwiebel hinzu und kochen Sie sie 3 Minuten oder bis sie glasig ist.

Fügen Sie den Knoblauch hinzu und kochen Sie ihn 30 Sekunden lang oder bis er duftet.

Rüben, Blumenkohl, Rosmarin und Brühe hinzufügen und zum Kochen bringen. Reduzieren Sie die Hitze auf niedrig und köcheln Sie sanft für 20 Minuten oder bis das Gemüse weich ist.

Pürieren Sie die Suppe mit einem Stabmixer, bis sie glatt ist. Die Muskatnuss hinzufügen und mit Salz und Pfeffer abschmecken.

Schöpfen Sie die Suppe in eine Schüssel. Ein paar kleine grüne Salatblätter darauf verteilen, mit Olivenöl beträufeln und mit etwas schwarzem Pfeffer abschließen.

Nährwerte pro Portion

268 *cal;* **20 g** *Fett;* **11 g** *Kohlenhydrate;* **2 g** *Ballaststoffe;* **10 g** *Eiweiß*

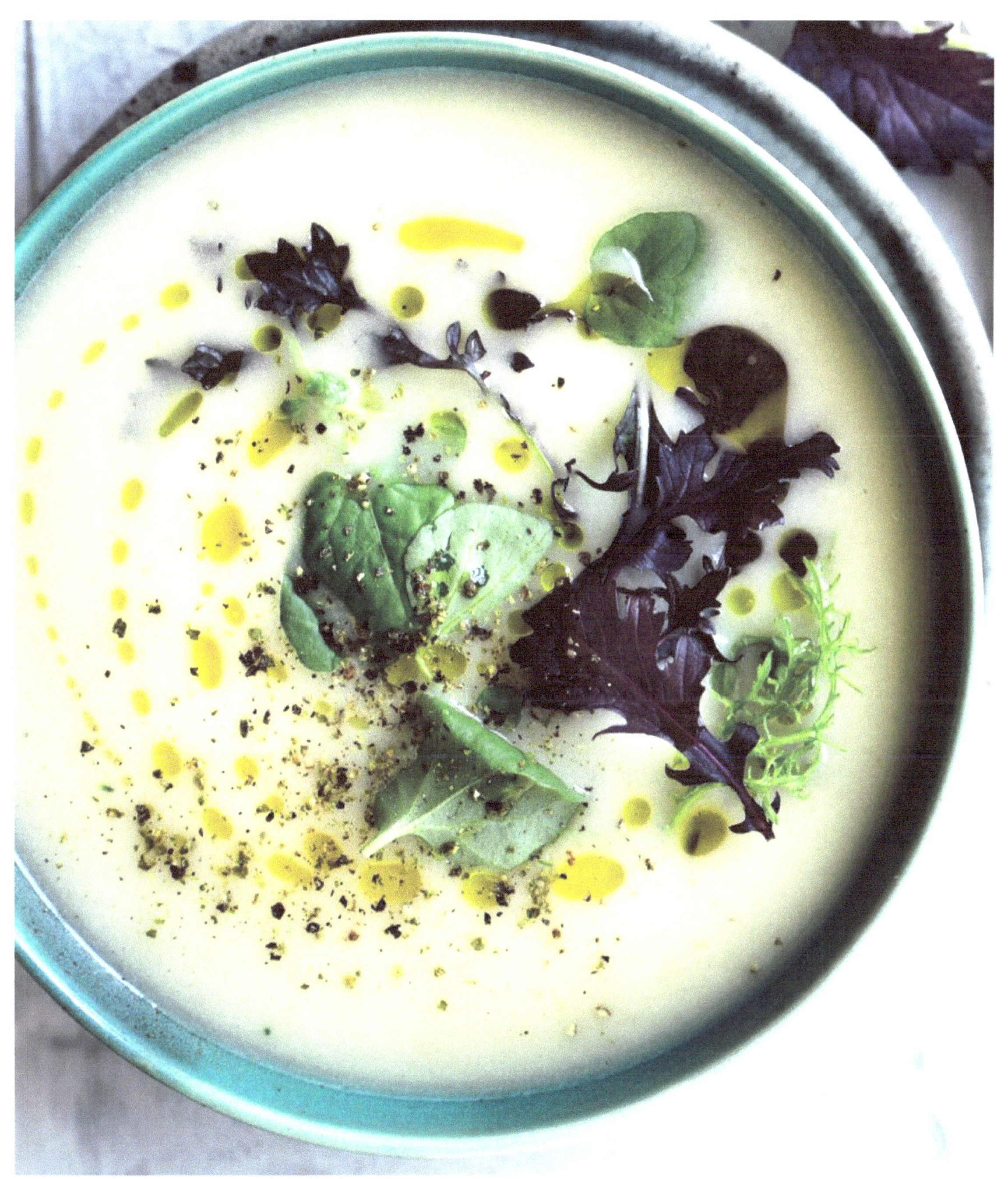

Rosenkohlsuppe

Kochzeit: **25 Minuten**
Ausbeute: **1 Portion**

Zutaten

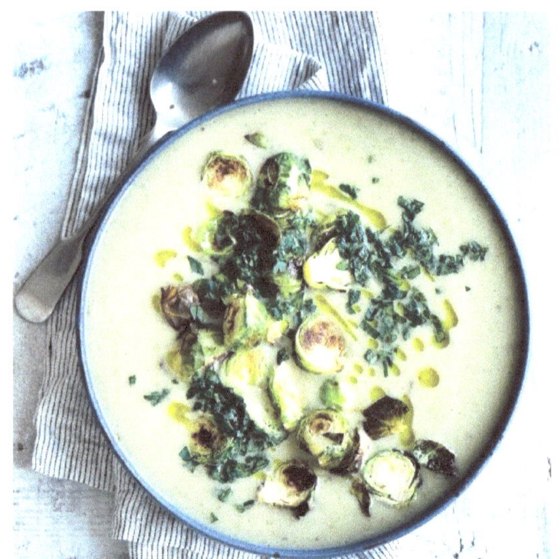

- ¼ kleine Zwiebel, gehackt
- 1 Knoblauchzehe, fein gehackt
- ⅓ Tasse Blumenkohl-Röschen
- 1⅓ Tasse Rosenkohl, halbiert
- 1 Esslöffel Avocado Öl
- 1¾ Tasse Hühnerbrühe
- Salz und gemahlener schwarzer Pfeffer nach Geschmack

Zubereitung

Heizen Sie den Backofen auf 200 °C vor.

Geben Sie das gesamte Gemüse in eine Schüssel, fügen Sie das Avocado Öl hinzu und rühren Sie es um. Verteilen Sie das Gemüse auf einem Backblech und rösten Sie es im Ofen 15-20 Minuten (nach der Hälfte der Zeit umrühren), bis es leicht gebräunt ist.

Reservieren Sie 8 Hälften des gerösteten Rosenkohls und stellen Sie sie beiseite.

Das restliche Röstgemüse vom Backblech in einen Topf geben, mit der Brühe aufgießen und aufkochen lassen. Reduzieren Sie die Hitze und köcheln Sie sanft für 20 Minuten oder bis das Gemüse sehr zart ist.

Pürieren Sie die Suppe mit einem Stabmixer, bis sie glatt ist, und würzen Sie sie dann mit Salz und Pfeffer nach Geschmack.

Den reservierten Rosenkohl in die Suppe geben und 1 Minute lang köcheln lassen, bis er heiß ist.

Gießen Sie die Suppe in eine Schüssel, bestreuen Sie sie mit gehackter Petersilie und beträufeln Sie sie mit ein paar Tropfen Olivenöl.

Nährwerte pro Portion

***339** cal; **25 g** Fett; **16 g** Kohlenhydrate; **6 g** Ballaststoffe; **13 g** Eiweiß*